ESQUISSE

SUR

MARSEILLE

AU POINT DE VUE

DE L'HYGIÈNE

PAR

SÉLIM-ERNEST MAURIN

Docteur en Médecine de la Faculté de Montpellier
Élève-externe de l'Hôtel-Dieu de Marseille, 1855 ; Lauréat de l'École de Médecine, 1857 ;
Interne des hôpitaux, 1858 ; Lauréat de la Société de Médecine de Bordeaux, 1859 ;
Secrétaire de la Société Médicale d'Émulation, 1860

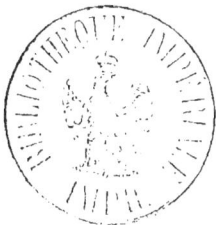

« L'hygiène publique est une science
» nouvelle et d'un ordre élevé dans
» notre économie sociale ; toute d'ob-
» servation et complètement étrangère
» aux illusions de la théorie, elle se
» résume toujours en applications pra-
» tiques. »
MONTFALCON & DE POLINIÈRE ; *Lég. sal.*, p. 25.

MONTPELLIER

TYPOGRAPHIE DE BOEHM & FILS, PLACE DE L'OBSERVATOIRE
Éditeurs du MONTPELLIER MÉDICAL

—

1861

A LA MÉMOIRE :

DE MA MÈRE ,

Émilie VAFFIER, de Tournus;

DE MES ONCLES

Armand VAFFIER,

Médecin du roi Louis XVIII;

Charles VAFFIER,

Pharmacien de l'hôpital de Bastia ;

Vincent TRABUC,

Médecin-Directeur des hôpitaux de Saint-Domingue , l'un des fondateurs
de la Société de Médecine de la Nouvelle-Orléans.

S.-E. MAURIN.

A MON PÈRE

Joseph-Hippolyte **MAURIN**,

Ancien Directeur des ambulances et des hôpitaux militaires
d'Espagne ; Ex-employé du Ministère de l'Intérieur ; Chevalier
de l'ordre de Charles III d'Espagne ; décoré de la Médaille de
Sainte-Hélène, etc.

A MON ONCLE

Vincent TRABUC.

A MON PARRAIN

Sélim DEVILAINE.

A MON ONCLE

Le Révérend Père Dom PITRA,

de l'Ordre des Bénédictins.

A MES COUSINS

VAFFIER, Dʳ L. BOYER, DEVILAINE, GIRARD.

S.-E. MAURIN.

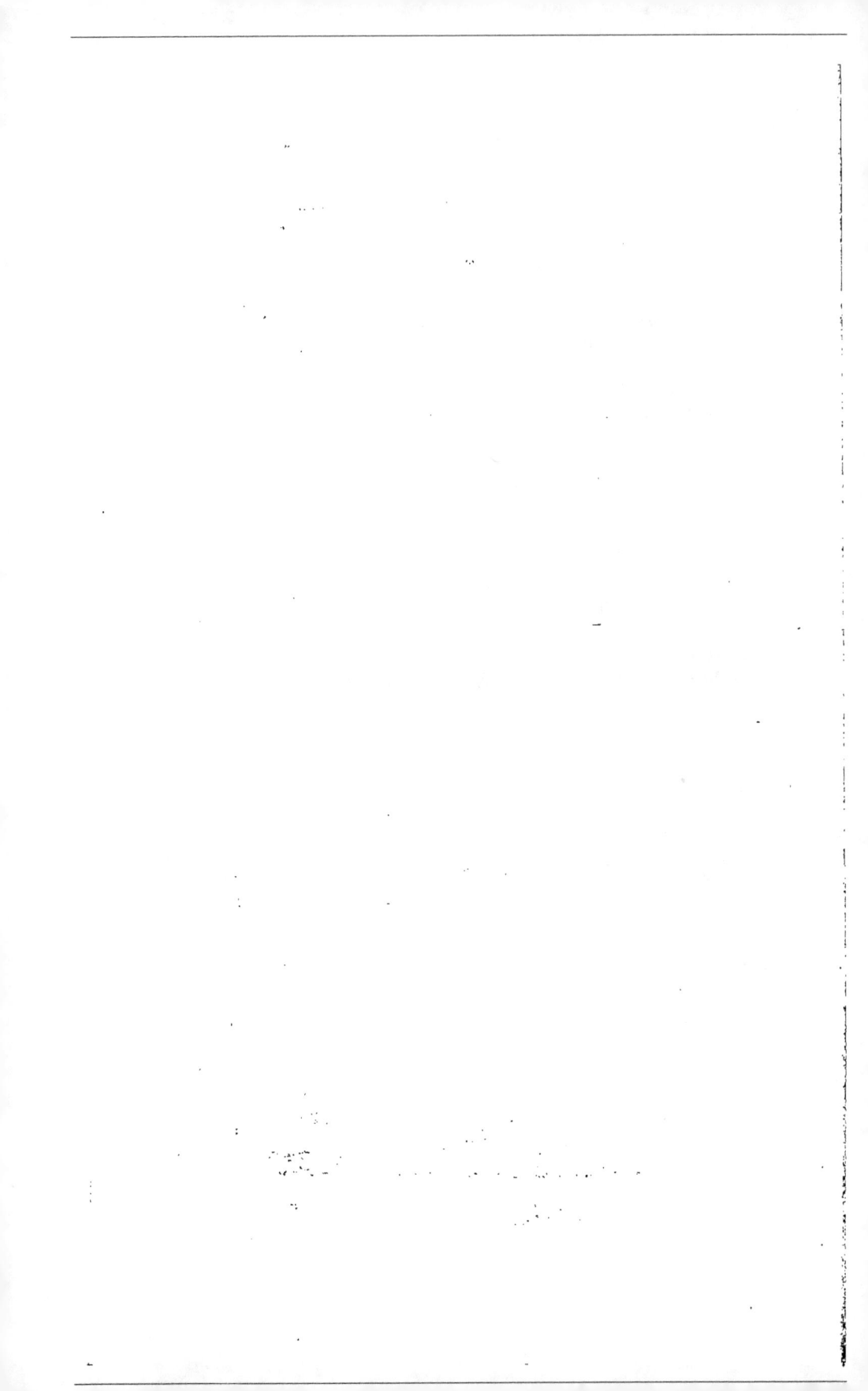

Des liens affectueux d'amitié et de parenté con-
tractés à Marseille depuis vingt ans que j'habite cette
ville, m'engagent à y exercer la médecine. Appelé
dès-lors à traiter des malades provenant d'une population nombreuse, groupés sur un grand espace,
agités par des passions analogues et soumis aux
mêmes influences topographiques, ma conscience me
fait un devoir de rechercher les causes morbides
générales d'un pareil milieu, d'observer les formes,
le fond qu'elles impriment aux maladies, et si, dans
bien des cas déterminés, elles ne font pas naître des
états particuliers. Dans ce plan, d'un intérêt pratique
incontestable, j'entrevois le bonheur de pouvoir me
rendre utile à mes concitoyens, en signalant des vices
demeurés inaperçus jusqu'ici, et le moyen de les
corriger et de les détruire. Assurément, la tâche est
rude, l'œuvre entreprise restera incomplète malgré

mes efforts, car les matériaux, le temps et quelques notions spéciales me font défaut. Ce n'en est pas moins une esquisse scrupuleuse que je présente d'après ce que mes relations, mes lectures, mon expérience m'ont enseigné. J'ai frappé à toutes les portes, quelques-unes se sont complaisamment ouvertes, mais aussi les obstacles ne m'ont pas manqué, et j'espère que mes lecteurs me sauront gré de ne pas m'être laissé rebuter. J'ai consulté avec fruit les rapports du conseil central d'hygiène et de salubrité des Bouches-du-Rhône. J'ai trouvé dans l'admirable statistique du même département des indications topographiques précieuses ; ma collection particulière des roches et des terres de Marseille m'a offert le moyen de traiter avec quelques détails la question de l'influence du sol sur la santé des habitants. Mon ami M. Roussin, pharmacien, a eu l'obligeance de m'éclairer sur les qualités chimiques saillantes des eaux potables les plus ordinairement employées. Un séjour de sept années dans les hôpitaux m'a permis d'en signaler les vices au point de vue hygiénique. J'ai cru, de plus, devoir examiner sous ce rapport les principaux établissements publics et diverses usines dont l'accès m'a été facilité par d'honorables industriels. Dans le cours de cette thèse, je me suis efforcé surtout à faire ressortir ce qui me paraissait avoir échappé à l'observation, à l'égard des maladies des corps d'état, persuadé qu'elles ne sauraient être trop minutieusement étudiées. La question de l'alimentation publique demanderait une discussion économique; il en est de même de la prostitution clandestine, véritable fléau des grandes villes. J'eusse désiré indiquer le résultat du nouveau recensement qui s'opère, et faire connaître d'une manière exacte la longueur de la vie commune à Marseille, mais les données nécessaires ne sont pas encore parvenues à la Mairie. Enfin, les constitutions médicales, endémiques et épidémiques, n'ont été qu'effleurées; j'ai voulu me borner à signaler le rôle local que jouent les divers éléments physiques et moraux dans leur établissement, fidèle au titre de ma thèse : *Esquisse sur Marseille, au point de vue de l'hygiène*.

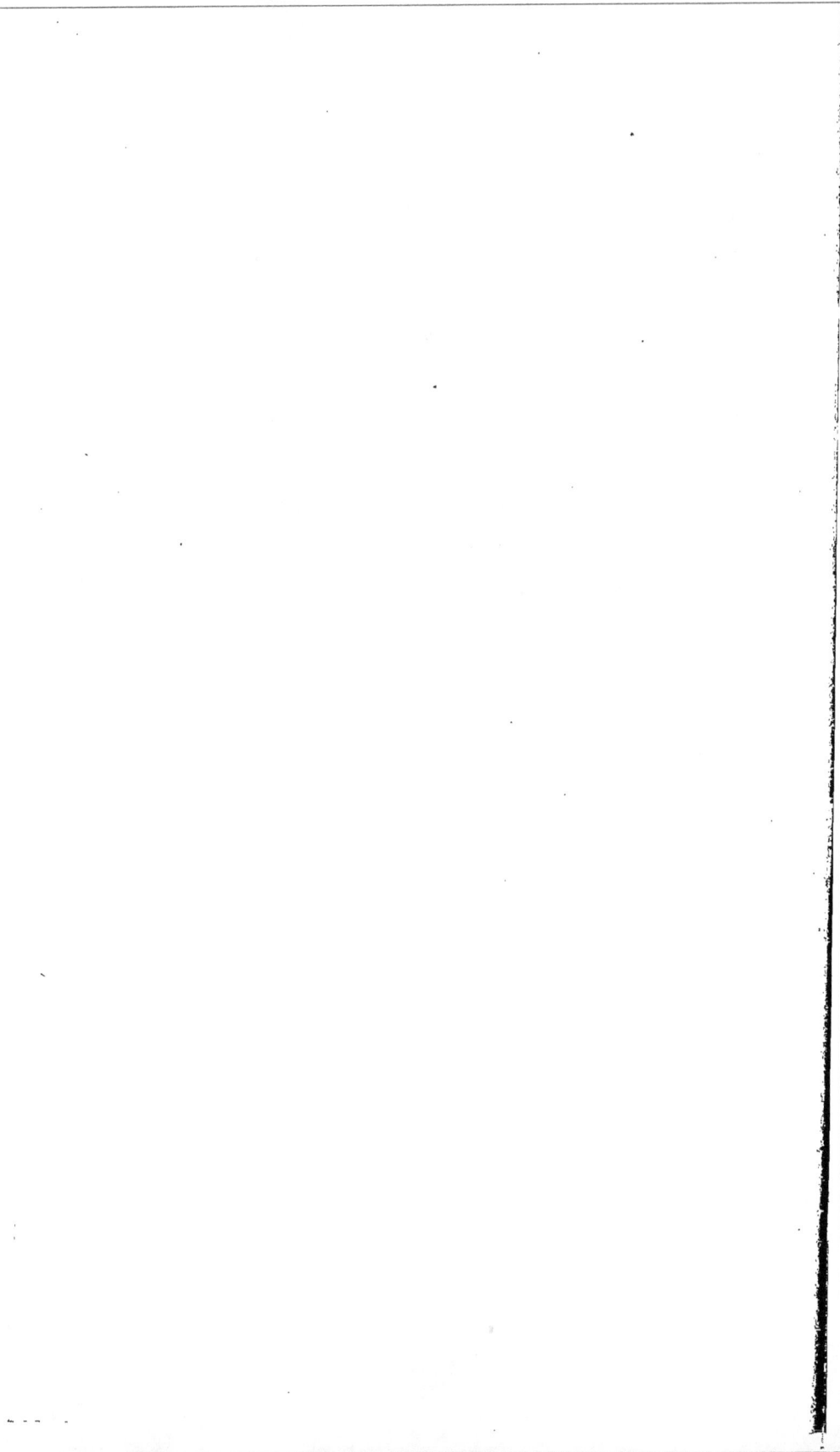

SOMMAIRE

1. Géographie physique. — 2. Sol, poussière. — 3. Sol de la vieille ville. — 4. Sous-sol de la nouvelle ville. — 5. Sous-sol de la ville basse. — 6. Sol rapporté de la ville en construction. — 7. Sol rapporté formé des résidus de savonneries en pleine terre. — 8. Sol rapporté formé de résidus de savonneries sur les bords de mer. — 9. Autres causes de viciation du sol. — 10. Canalisation du gaz. — 11. Égouts, canal. — 12. Éponges. — 13. Eau, puits de la vieille ville. — 14. Puits de la ville nouvelle. — 15. Puits de la ville moderne. — 16. Source du Grand-Puits. — 17. Source Saint-Ferréol. — 18. Source de la Rose. — 19. Rivière de l'Huveaune. — 20. Canal de la Durance, bassins d'épuration. — 21. Filtre de Longchamps. — 22. Parallèle des qualités des eaux potables. — 23. Mer. — 24. Ports, émanations. — 25. Dépôts vaseux des ports. — 26. Mélange des eaux de la Durance et de la mer dans les ports. — 27. Air. — 28. Causes naturelles de sa viciation. — 29. Vents. — 30. Mistral. — 31. Nord, tramontane. — 32. Nord-est, grégali. — 33. Pounen. — 34. Blanc. — 35. Brouillards et brumes. — 36. Pluie. — 37. Température. — 38. Climat des quartiers divers. — 39. Rues. — 40. Maisons, vieille ville. — 41. Maisons, ville moderne. — 42. Maisons, ville nouvelle. — 43. Maisons, ville en construction. — 44. Population flottante, hôtels, hôtelleries, *caboulots*. — 45. Caractères physiques des Marseillais. — 46. Type marseillais. — 47. Tempéraments. — 48. Accouchements. — 49. Hôpital de la Charité. — 50. Section d'allaitement. — 51. Section de la Maternité. — 52. Bureaux de nourrices. — 53. Crèches. — 54. Gardes de nourrissons. — 55. Salles d'asile de la première enfance. — 56. Éducation privée de la première enfance. — 57. Préjugés relatifs à la première enfance. — 58. Hôpitaux pour la première enfance. — 59. Dépôts des enfants-trouvés sevrés. — 60. Écoles communales élémentaires. — 61. Écoles primaires. — 62. Pen-

sionnat du Sacré-Cœur. — 63. Pensionnat du Lycée. — 64. Jeux de la deuxième enfance. — 65. Pensionnat des Frères. — 66. Petit séminaire. — 67. Lycée de Marseille. — 68. Éducation privée. — 69. Internats de demoiselles. — 70. Travail des enfants. — 71. Travail des filles. — 72. Adolescence. — 73. Grand séminaire. — 74. École de médecine. — 75. Amphithéâtre d'anatomie. — 76. Hôtel-Dieu. — 77. Hôpital de la Conception. — 78. Hôpital de la Charité. — 79. Asile des aliénés. — 80. Hôpital militaire. — 81. Casernes. — 82. Palais de Justice. — 83. Prisons. — 84. Fabriques d'allumettes. — 85. Fabriques d'amidon. — 86. Ateliers d'artificiers. — 87. Brasseries de bière. — 88. Fabriques de colle-forte. — 89. Dépôts d'engrais, de fumiers, de balayures. — 90. Chantiers d'équarrissage. — 91. Fabriques de suif d'os. — 92. Raffineries de soufre. — 93. Raffinerie de salpêtre. — 94. Usines métallurgiques. — 95. Usines pour le travail de la fonte et du fer, ateliers et forges. — 96. Raffineries de sucre. — 97. Fabriques de chandelles. — 98. Tanneries. — 99. Magasins de chiffonniers. — 100. Ateliers pour la préparation des crins. — 101. Chapelleries. — 102. Buanderies. — 103. Lavoirs à laine. — 104. Savonneries. — 105. Huileries, piles à huile. — 106. Vanneries ou cannisseries. — 107. Usines en général. — 108. Négociants. — 109. Petit commerce. — 110. Travail des quais, portefaix, lougatiers. — 111. Distractions. — 112. Villégiature. — 113. Réunions de famille. — 114. Cercles, cafés. — 115. Prostitution. — — 116. Nourriture. — 117. Pain. — 118. Pâtes. — 119. Légumes. — 120. Fécules. — 121. Herbages. — 122. Condiments. — 123. Poissons. — 124. Articulés et mollusques. — 125. Viandes. — 126. Volailles, gibier. — 127. Lait. — 128. Beurre, fromage. — 129. Fruits. — 130. Boissons. — 131. Heures des repas. — 132. Marchés, halles, abattoirs. — 133. Statistique de la population, naissances et décès. — 134. Constitutions médicales endémiques. — 135. Constitutions épidémiques.

ESQUISSE

SUR

MARSEILLE

AU POINT DE VUE

DE L'HYGIÈNE

---

1. Marseille, située par 3º 2′ de longitude E. et
43º 17′ 49″ de latitude N., au fond d'un golfe couvert
et défendu par des îles, est bâtie sur un terrain acci-
denté que l'on pourrait circonscrire dans un ellipse
dont le grand axe (N.-O. au S.-E.) aurait environ
3800 mètres et le petit axe (O. 1/4 S. à E. 1/4 N)
3000 mètres. Ce vaste ovale renferme divers quartiers
dont les conditions topographiques diffèrent essentiellement.

La partie la plus élevée de chacun de ces quartiers
est portée sur une éminence qui se rallie par des

pentes douces à des monticules secondaires. Cette configuration particulière du sol donne à Marseille, vue à vol d'oiseau, l'aspect d'une ville bâtie en fer à cheval et en amphithéâtre autour d'un espace rectangulaire central (long. 1100 m., larg. 300 m.) occupé par les eaux et couvert d'une forêt de mâts. Ce fer à cheval serait régulier si le versant opposé à la mer n'était pas bâti; mais, depuis quelques années, en arrière des villes ancienne, moderne et nouvelle, on aperçoit une ville en construction qui, dans un prochain avenir, convertira en faubourgs tous les villages de la banlieue.

La ville ancienne a pour noyau central le mont de l'Observatoire; pour éminences secondaires principales, les montées du Panier, des Accoules, du Saint-Esprit. La place de l'Arc de Triomphe unit la ville ancienne à la ville moderne, où l'on distingue les plateaux de la Gare, de Longchamps, de la Croix de Régnier, de là Plaine et de Notre-Dame-du-Mont. La place Paradis et le Jardin Bonaparte appartiennent à la ville nouvelle, somptueusement bâtie, jusqu'à mi-côte, sur le penchant est de la colline de Notre-Dame-de-la-Garde, dont la crête (à 165 m. au-dessus du niveau de la mer) porte un sanctuaire vénéré, où se presse, à plusieurs époques de l'année, la foule pieuse des Marseillais. La ville en construction s'étend principalement du côté des ports nouveaux, jusqu'à Arenc, partie sur un terrain en pentes douces, partie sur un terrain rapporté; à l'Est, sur les hauteurs pittoresques des Chartreux et de la Blancarde, dans le vallon du Jarret, sur le plateau de la Capelette; au Sud, vers le Prado; à l'Ouest, sur les rochers escarpés d'Endoume et de Saint-Lambert.

Enfin, le côté ouest de Marseille (proprement dite) est défendu : 1° par l'éminence du Pharo sur laquelle est bâtie la résidence impériale; 2° par un mont qui supporte le fort Saint-Nicolas, et dont les assises s'avancent à l'entrée du port, au point de ne laisser qu'une ouverture de 80 mètres environ; 3° par le mont Saint-Jean sur lequel est établi le fort du même nom.

2. Le sol de la ville est formé par une première couche humatile plus épaisse dans les parties basses, disparaissant presque à mesure que l'on gagne les hauteurs.

Cet humus, peu riche en matières organiques, est principalement composé de détritus de roches calcaires, ce qui explique pourquoi le pavé de Marseille est ou couvert de boue ou chargé de poussière; et comme les entrepreneurs du macadam, par spéculation, répandent sur nos boulevards beaucoup plus souvent des pierres calcaires que des roches siliceuses, il s'ensuit que notre pavé est loin de devoir s'améliorer. Dans la vieille ville cet inconvénient n'existe pas autant : les rues sont pavées avec des pierres de grès, et la couche d'humus est cachée ou négligeable, parce que le sous-sol n'est pas calcaire.

3. Les terrains de fondation de la vieille ville, de la ville moderne et d'une certaine étendue de la ville en construction , sont formés par des gisements d'un poudingue spécial composé de galets agrégés à l'aide d'un ciment, tantôt rouge, tantôt jaune. Dans les deux variétés , les pierres roulées sont des dolérites , des amphiboles, des quartz à surface opale ou hyaline.

Les ciments sont des argiles colorées par de l'hydrate de fer rouge ou jaune.

Le poudingue à ciment rouge se désagrége plus difficilement que celui à ciment jaune. Le premier forme la base des falaises du mont Saint-Jean, de la Tourette, d'Arenc, etc. Le second est l'un des éléments principaux des plateaux de Longchamps , de la Plaine, et surtout des monticules détruits du boulevard Bayle.

Le poudingue rouge est assis sur des lits de roches sablonneuses à grains volumineux, calcaires ou quartzeux, mal liés. Au-dessus du poudingue jaune , on trouve des lits de terres ferrugineuses composées en presque totalité d'hydrate de fer.

4. Le sous-sol de la ville nouvelle est essentiellement calcaire : on en extrait chaque jour des pierres à bâtir. Cette couche de calcaire grossier, peu épaisse, repose tantôt sur des argiles, tantôt sur des marnes séléniteuses. Cette disposition géognosique nous expliquera plus tard divers phénomènes hydrographiques.

5. Le sous-sol de la ville basse (quartiers Saint-

Ferréol, Noailles, Vacon, Palud) est essentiellement formé de marnes argileuses. Le mot *Palud* vient lui-même de *palus*, marais. On sait que *Cannebière* a pour étymologie *cannebe*, chanvre; que la rue *Tapis-Vert* doit son nom aux prairies qui la couvraient. Enfin, la tradition enseigne que tous ces quartiers bas de Marseille étaient encore, il y a peu de temps, couverts de marais; on ne doit pas s'étonner dès-lors d'y rencontrer des argiles limoneuses en si grande quantité. La nature même de la roche explique pourquoi on est obligé d'y bâtir sur pilotis, et donne la raison de l'humidité des basses offices dans tous ces quartiers.

6. Mais il est un terrain plus mauvais encore : c'est le terrain rapporté formé avec les résidus des usines, et spécialement avec les cendres des savonneries.

7. Les modifications progressives que subissent ces résidus de savonneries ont été étudiés par MM. Bertulus, Chaudoin et Roux ; elles ont fait le sujet d'un rapport consigné dans le recueil des travaux du conseil d'hygiène (1851-53, p. 205). « Les habitants du quartier de St.-Lambert ayant soumis à M. le Préfet une plainte collective, au sujet d'un dépôt de résidus de savonneries qu'un particulier fait journellement opérer dans ce quartier, la commission nommée à cet effet a examiné avec la plus scrupuleuse attention les préjudices que

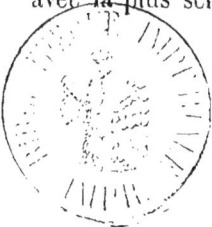

pareils dépôts peuvent occasionner.... Les terrains du vallon de Saint-Lambert, immédiatement placés au-delà des limites de la ville, étaient appelés à participer aux faveurs de la plus-value dont tous nos terrains de ceinture jouissent, mais leur irrégularité faisait obstacle à l'emploi des surfaces dont disposait ce vallon; les propriétaires de Saint-Lambert conçurent dès-lors la pensée de mettre un terme à un état de choses contraire à leurs intérêts. L'exécution suivit de près la pensée, pensée féconde si elle n'avait appelé à son aide des procédés que les notions les plus élémentaires de l'hygiène réprouvent, et que notre conscience nous oblige à frapper d'un blâme sévère. Le vallon fut entièrement comblé à l'aide de résidus de savonneries; l'industrie savonnière, le plus souvent besogneuse à l'endroit des débarras de ses résidus, put, pendant plusieurs années, contrairement aux ordonnances qui réglementent le jet de ces résidus, s'en débarrasser tout à l'aise. La vallée de Saint-Lambert n'existe aujourd'hui que de nom; elle a été remplacée par une vaste plaine qui accuse, par son aspect blafard et attristé, l'expédient malencontreux auquel elle doit son origine. Ces terrains, ainsi fabriqués, sont demeurés jusqu'à ce jour sans destination; ils ont été remarquables pendant les premières années qui ont suivi leur création, par de petits feux volcaniques, qu'on voyait la nuit apparaître çà et là sur leur surface aride. Ces flammes ou feux follets résultaient de l'excessive chaleur produite sur certains points par la réaction que l'humidité faisait opérer dans les résidus de savonneries, et de la combustibilité du gaz sulfhydrique qui en était le résultat. Ces réactions chimiques seront loin de vous étonner, quand vous saurez que, pour être comblées jusqu'au niveau du sol actuel, des parties de ce vallon ont reçu jusqu'à huit mètres de résidus de savonneries. Aujourd'hui ces volcans en miniature ne se produisent plus; les sulfures des résidus de la couche extérieure, exposés à l'action de l'air ambiant, de l'humidité et de la lumière, ont perdu leurs caractères physiques et leur action spéciale. Les terres qui constituent cette couche extérieure, désagrégées et blanchâtres, ne conservent pas moins, malgré cette transformation, des propriétés malfaisantes. Soulevées par les vents en flots de poussière, ces terres peuvent déterminer, par suite de l'action caustique qu'elles ont conservée, des ophthalmies et l'inflammation des voies respiratoires. »

Mais avec le temps les roches s'agrègent et se transforment en des espèces de laves téphriniques, comme l'ont observé MM. Dol, Devaux et Thoulouzan. Après une vingtaine d'années, elles prennent l'aspect « d'une pâte grise, dure, parsemée de taches blanches et noires et présentant grand nombre de soufflures remplies de soufre natif.» (*Statist. des Bouches-du-Rhône*, pag. 323.) Dès-lors, on peut y bâtir sans inconvénient pour la santé.

8. Lorsque ces terres de savonneries sont déposées sur les bords de mer, leurs effets sur l'économie deviennent désastreux. Cette remarque, que nous avons faite en 1857, mérite de fixer l'attention des médecins hygiénistes et des autorités. Les cendres de savonneries sont la soude factice du commerce, privée d'une grande partie de son alcali. La soude factice est fabriquée avec de la craie, du sulfate de soude et du charbon de terre, par voie ignée. Sous l'influence de la chaleur, il se forme du carbonate de soude, du sulfate de chaux et de l'oxyde de carbone. L'oxyde de carbone brûle, le sulfate de chaux, converti en sulfure de calcium, reste mélangé aux impuretés de la houille ou de la craie...... Lorsque les savonniers, pour faire leur lessive, jettent de l'eau sur cette soude factice, l'eau dissout la majeure partie du carbonate de soude, mais elle a très-peu d'action sur le sulfure de calcium; elle parvient à peine à le transformer en hydrosulfate soluble ou en sulfate sulfuré de chaux. Ce magma, qui reste sur les *barquieux*, est-il porté sur les bords de mer, un élément nouveau, le sel marin, vient réagir sur lui; il se forme du chlorure de calcium qui se dissout, du sulfate de chaux qui se dépose, enfin des sulfures de soude qui décomposent l'eau pour se transformer en hydrosulfates sulfurés. Ceux-ci communiquent à l'eau une teinte jaunâtre, et il se dégage du sein du liquide des émanations per-

nicieuses d'acide sulfhydrique. Cette teinte jaunâtre n'est plus appréciable lorsque l'eau se renouvelle constamment. Grâce aux brises marines, c'est à peine si une odeur d'œufs pourris peu prononcée indique la nature du terrain transporté, lorsqu'on est sur le bord des falaises ; mais les tranchées creusées dans ces terrains méphitiques permettent de reconnaître tous les caractères que nous avons signalés.

En 1857, alors que j'étais externe dans le service de M. le professeur Bertulus, j'ai pu observer à l'Hôtel-Dieu cinq cas d'asphyxie et soixante et dix-huit cas de fièvres graves à forme typhoïde, chez des journaliers employés dans les chantiers Mirès. Le terrain sur lequel on établissait les fondations est formé par des résidus de savonneries. C'est en creusant les tranchées, en épuisant à l'aide de pompes l'eau saturée d'acide sulfhydrique qui les remplissait, que ces malheureux ouvriers contractèrent des maladies devenues mortelles pour quelques-uns. Les basses offices de ces maisons nouvelles sont encore infectées par ces émanations sulfhydriques, au point que la viande et les dorures ne peuvent y être conservées. Il suffirait, pour empêcher que pareille *épidémie locale* ne se renouvelât, de s'opposer désormais à ce que l'on déposât les terres de savonneries sur le bord de la mer.

9. Les terres des tanneries laissent échapper des émanations que nul fait n'a encore permis de signaler

comme causes de maladies, mais qui affectent désa-
gréablement l'odorat.

Enfin, on entasse souvent des scories et des décom-
bres sur des terrains défoncés destinés à devenir plus
tard terrains de fondations; ces dépôts ne peuvent
exercer aucune influence fâcheuse sur la santé.

10. Si l'industrie de Marseille peut vicier le terrain,
le service public de l'éclairage au gaz et des égouts l'al-
tère encore davantage. Dans le mémoire de M. le professeur Bertulus sur l'*Éclairage au gaz* (question d'hygiène publique, 1853), on lit une analyse intéressante
faite par M. Mermet «du sol noir, visqueux, qui enve-
» loppe la canalisation du gaz de houille et qui exhale
» une odeur fétide........ Ces terres altérées calcaires
» contiennent de l'oxysulfure de calcium et du sulfhy-
» drate d'ammoniaque. » Elles deviennent une cause
d'infection pour les eaux de puits; et, lorsqu'on y
pratique des tranchées, il ne faut pas s'étonner de voir
augmenter sensiblement en ville le nombre de maladies
à forme typhoïde, ainsi que l'a démontré l'auteur du
mémoire.

Cette altération des terres était surtout plus prononcée quand on se servait de conduits en fonte. Depuis
que M. Mirès a pris l'exploitation du gaz, ces conduits
sont peu à peu remplacés par des canaux en tôle bi-
tuminée, ou entourés d'une caisse en maçonnerie, qui

s'opposent d'une manière efficace aux infiltrations signalées.

Il est fort à désirer que l'on fasse au plus tôt jouir la
vieille ville du bénéfice hygiénique accordé aux nouveaux quartiers, car la cause toxique trouve surtout un
adjuvant déplorable dans les conditions malheureuses
de la population.

11. Les principales rues de Marseille sont par-
courues par de vastes tunnels destinés à recevoir les
eaux des égouts de la ville. Ces tunnels se rendent,
partie au vieux port, partie aux ports nouveaux. Des
chevalets placés de champ y supportent les tuyaux
en fonte principaux qui conduisent les eaux du canal.
La forte pression que le liquide contenu fait éprouver
aux parois des tuyaux, s'oppose à ce que l'eau des
égouts ne pénètre à travers la lumière ; mais si les parois du tunnel n'étaient pas bâties en maçonnerie so-
lide et rendues imperméables par une couche épaisse
de ciment hydraulique, l'eau des égouts ou l'eau du
canal pourraient s'infiltrer dans les terres et saper
sourdement les fondations des maisons voisines. Les
tunnels, bâtis sur les indications de M. de Montricher,
offrent sous ce rapport toutes les garanties désirables ;
mais il en est d'autres qui permettent l'entrée à la
race féconde des surmulots et la sortie aux liquides
contenus. Il s'ensuit que les caves des maisons avoisinantes sont converties en des marais fangeux dont

les effets pathogéniques ne peuvent être niés. Des tuyaux principaux du canal partent des conduits secondaires qui ne sont plus séparés du reste des terres ; les pertes d'eaux sont communes sur leur parcours, et ces infiltrations ont exhaussé le niveau de certains puits, changé la nature de l'eau et servi de véhicule aux matières solubles enfouies dans la terre.

Parfois l'eau du canal s'est épanchée sur un lit d'argile à la surface du sol, elle y a trouvé des corps putrescibles, des bois qui pouvaient se recouvrir de cryptogames et former de véritables marais. C'est ainsi que vers les hauteurs de la rue des Tonneliers, sur un terrain argileux où sont entassés des tonneaux, une petite quantité d'eau a suffi pour former un marécage dont les effluves ont occasionné dans les environs (rue des Tonneliers, 24), à notre connaissance, deux cas de fièvres intermittentes tierces et un cas de fièvre rémittente.

Les égouts particuliers sont une cause moins générale, mais non moins efficace de l'altération du sol ; mal construits, sans pentes suffisantes, ils forcent l'eau sale des éviers à croupir et à fermenter, surtout pendant les chaleurs de l'été ; il en résulte des émanations fétides qui ont parfois occasionné des asphyxies (asphyxies des vidangeurs). Si la maçonnerie est mal faite, si la cuve est trop petite, l'eau s'infiltre dans la profondeur des terres, qu'elle convertit en un magma noir, infect, d'où s'échappent des gaz hydrocarbonés et hydrosulfurés, de tout temps réputés méphitiques.

Ces gaz, suivant les conduits des éviers, se répandent dans l'intérieur des appartements, au point de nécessiter quelquefois pendant la nuit l'ouverture des fenêtres. Notons que ces sortes d'égouts se voient principalement dans les quartiers où la population est agglomérée, où les eaux de cuisine sont les plus sales et les plus abondantes, ce qui les rend d'autant plus fétides et pernicieux.

12. Sous ce même rapport, les conditions hygiéniques ne sont pas mieux respectées dans certaines maisons de la ville moderne; au milieu de la cour ou du jardin, on aperçoit une planche carrée percée de plusieurs trous, d'où s'exhalent constamment des effluves insupportables. Cette planche recouvre une fosse plus ou moins profonde appelée *éponge,* à laquelle aboutit un canal qui conduit les eaux des éviers, laissant à la terre le soin de les absorber. L'infiltration, la stagnation, la fermentation putride ne sont plus ici des accidents, ce sont les principes sur lesquels repose la construction de ces réservoirs malsains. Espérons que la vigilance de l'administration locale, si jalouse de rendre Marseille salubre, saura corriger le vice signalé.

Les amendements introduits dans le service de la petite voirie ont fait disparaître d'autres causes d'altération du sol ; on a remplacé les urinoirs infects par d'élégantes pissotières; on a établi des fosses mobiles à peu près inodores dans la plus grande partie de la ville, les fabriques d'engrais et de poudrettes sont éloignées des habitations, les rues principales sont balayées, lavées à grande eau, arrosées plusieurs fois par jour, pour éviter la boue et la poussière, deux choses communes dans les terrains calcaires.

13. Dans la vieille ville, chaque maison est pourvue d'un puits. Un forage de 10 à 20 mètres suffit pour tomber sur le réservoir qui les alimente tous. On traverse la couche humatile, le poudingue, les couches sablonneuses, et entre ces couches et le plan d'argile limoneuse que nous avons signalé, on rencontre une nappe d'eau limpide dont la température varie de l'été à l'hiver entre 9º et 12º. Les sels qu'elle contient (carbonate et sulfate de chaux, chlorure de sodium, silicates d'alumine et de potasse) ne la rendent pas lourde à l'estomac, et ne nuisent pas à la cuisson des légumes, parce qu'ils y sont en fort petite quantité.

14. Dans la ville nouvelle, l'eau des puits est moins potable; elle contient toujours assez de sulfate de chaux pour empêcher la cuisson des légumes; elle est par conséquent lourde et bien moins potable que l'eau du canal. Raymond avait signalé comme occasionnant des troubles digestifs, l'eau des puits du quartier Saint-Ferréol.

15. Dans la ville moderne, l'eau des puits est ordinairement bonne, quoique un peu plus séléniteuse que dans la vieille ville.

Quant à la ville en construction, la nature même du terrain (rapporté) indique l'impossibilité d'y forer des puits sur toute la surface qui longe la mer.

Les sources les plus remarquables sont :

16. La source du Grand-Puits, véritable ruisseau souterrain coulant dans une galerie qui passe par les allées des Capucines, la place des Fainéants, la rue du Petit-Saint-Jean, le Cours et la Grand'rue, et se coude au niveau de la place du Grand-Puits, pour se diriger vers le port vieux, où elle alimente diverses fontaines dont les eaux sont très-estimées. Cette source est réputée intarissable ; durant un été de sécheresse extrême qui avait mis tous les cours d'eau à sec et forcé les boulangers d'envoyer pétrir hors la ville, elle sauva Marseille d'une calamité. L'eau est toujours fraîche, pure, limpide et d'une saveur agréable qui la fait rechercher.

Elle aisse un résidu de 1 gramme sur 1000 ; par l'ébullition, des grumeaux se font instantanément, ce qui indique un excès de bi-carbonate de chaux et de sels terreux. Le résidu dissous dans l'eau acidulée et traité par le cyanure jaune de fer et de potasse, décèle la présence du fer ; l'examen du résidu et la réaction du chlorure d'or n'indiquent pas la présence de matières organiques, 10^{cc} d'eau pèsent $9^g 8\overset{c}{\cdot}$. Un même volume d'eau après l'ébullition et le refroidissement diminue de poids. Elle contient en outre des carbonates, des sulfates et des chlorures.

17. A l'angle droit antérieur de la place Saint-Ferréol, il existe une petite fontaine dont l'eau coulant à filets, attire la foule des domestiques, parce que dans le quartier on croit qu'elle provient d'une source ferrugineuse.

Je me suis assuré qu'il n'en est rien ; les réactifs chimiques ont fait découvrir dans cette eau des quantités notables de carbonate calcaire (2 grammes par litre), mais ils n'ont pas permis de trouver trace de sels à base de fer.

Je ne m'occuperai pas de l'examen des autres sources peu considérables qui alimentent les fontaines publiques, car la plupart des eaux servant depuis quelques années aux besoins communs, proviennent de la source de la Rose, de la rivière de l'Huveaune et du canal de la Durance.

La consommation moyenne est ainsi répartie :

Durance.......... 1200 litres par seconde.
Huveaune.......... 220 — —
Rose............. 4 — —
Grand-Puits........ 2 — —

18. La source de la Rose, située dans le quartier du même nom, et dans l'ancienne propriété de M.

Goudard, est fort estimée à cause de la limpidité et de la pureté de ses eaux, qui prennent le savon, cuisent les légumes, sont d'une très facile digestion, bien aérées, légèrement ferrugineuses. Les sels terreux laissés par évaporation sont : des carbonates, des sulfates et des chlorures ; le résidu pèse 1/2 par 1000 grammes. On trouve aussi dans l'eau prise près de la source des traces de matières organiques et d'acide sulfhydrique libre. Dans la ville elle est constamment altérée par les infiltrations du canal.

19. La rivière de l'Huveaune a un parcours de 36,000 mètres ; elle coule sur un plan incliné dont la pente moyenne est de $7^{mm},91$ par mètre (Statistique des Bouches-du-Rhône, tom. I, pag. 275). Elle traverse des vallées essentiellement calcaires ; ses eaux, reçues près du village de la Pomme, pour être distribuées dans la ville, prennent imparfaitement le savon et sont d'une digestion plus difficile que celles de la Rose. L'évaporation laisse un résidu de 40 centigr. par 1,000 gr. contenant des sulfates, des carbonates, des chlorures et une quantité variable de sable et d'autres substances dissoutes ou tenues en suspension ; elle est légèrement ferrugineuse. Elle renferme plus de matières organiques que l'eau du canal, et cependant moins d'hydrogène sulfuré libre ; enfin, elle est plus lourde que l'eau de la Durance.

20. Un canal conduit les eaux de la Durance de

Mirabeau à Marseille ; ces eaux coulent sur un plan incliné à pente douce et viennent s'épurer dans le bassin de Sainte-Marthe, à 5 kilomètres de la ville ; ce bassin a 8 hectares de superficie et 4 mètres en moyenne de profondeur. En sept années environ, les eaux qu'il a reçues y ont laissé un dépôt limoneux de 3m,50 d'épaisseur. On construit maintenant un autre bassin d'épuration à Réaltor, près Roquefavour, qui aura 75 hectares de superficie et 5 mètres de profondeur. Les eaux seront considérablement améliorées par leur séjour dans ce vaste réservoir, car, toutes choses égales d'ailleurs, le dépôt sera dans le rapport de 350 à 1594.

21. Ces bassins d'épuration ne sont pas les seuls moyens employés pour rendre plus potables les eaux du canal ; il existe, en outre, sur le plateau de Longchamps, un filtre qui contient 10,000 mètres cubes d'eau, et qui en laisse passer environ 500 par seconde. Il est formé de couches superposées de sable de Montredon, de sable plus grossier, de graviers de plus en plus volumineux, enfin de cailloux. Chaque année on nettoie le filtre en faisant venir les eaux par-dessous. La matière limoneuse déposée est soulevée sous forme de galettes que des hommes enlèvent à mesure qu'elles surnagent.

L'eau qui a passé par le filtre est clarifiée ; malheureusement la consommation étant d'environ 1,200 litres par seconde, les nouveaux quartiers seuls peuvent recevoir de l'eau filtrée; les autres sont alimentés par l'eau du canal telle qu'elle arrive à Longchamps. Cette eau laisse un résidu dont le poids varie suivant le jour et le lieu où on l'a prise, l'ébullition ne la trouble pas et le savon s'y dissout facilement; l'examen du résidu permet de constater qu'elle renferme des sulfates, des chlorures, des carbonates. La réaction du chlorure d'or indique la présence de matières organiques: 10 centimètres cubes d'eau pèsent 9 gr. 70. Après l'ébullition et le refroidissement, le même volume d'eau augmente de poids.

22. Ainsi donc, l'eau du Grand-Puits est essentiellement bonne pour la cuisson des légumes, les divers usages domestiques, et le fer qu'elle contient doit même lui donner des propriétés toniques et apéritives. L'eau de la Rose lui est identique. L'eau du canal, à cause des corps insolubles nombreux qu'elle tient en suspension, est lourde; d'autre part, les matières organiques facilitent sa putréfaction, et par conséquent on ne pourrait l'utiliser pour les approvisionnements maritimes ni la conserver longtemps dans des citernes; on y trouve une quantité notable d'acide sulfhydrique en liberté.

L'eau de l'Huveaune, plus lourde que celle du canal, a les inconvénients de cette dernière, et la plus grande quantité de sels calcaires qu'elle contient la rend encore moins potable.

23. Contemplons un instant cette vaste Méditerranée qui forme la limite ouest de Marseille ; les vagues dans les environs battent le rivage, égrènent les poudingues, usent les calcaires, transforment des falaises en grottes et des montagnes en bancs de sable ; mais, sur le sol de Marseille, elles sont sans effet, car les jetées qui enclavent les ports neufs reçoivent seules le choc, et le port vieux est si bien soustrait à leur influence, que les navires y trouvent un abri sûr au milieu des plus violents orages.

24. Les émanations des ports nouveaux ne seront jamais à redouter : des quais larges distancent les eaux des maisons, la communication facile avec la pleine mer, l'encombrement moindre, assurent à peu près le maintien de la pureté des liquides. Un seul point, l'angle du bassin de la Joliette, vis-à-vis des maisons de M. Mirès, deviendra infectieux si on n'y établit un puissant courant d'eau.

Mais une cause d'insalubrité sérieuse pour la ville, c'est le vieux port : il reçoit plusieurs grands égouts dans ses parties les plus déclives, une quantité considérable d'immondices y est déposée chaque jour par les équipages de ses navires, des couches limoneuses s'y forment continuellement ; de là vient la saleté de ses eaux et leur fermentation putride qui se traduit, surtout en été, d'une manière suffocante, par le dégagement de gaz hydrocarbonés et hydrosulfurés. Néanmoins, il est bon d'observer que l'infection de la darse a diminué depuis l'ouverture du canal de communication entre le port de la Joliette et le vieux port, depuis que la partie bourbeuse de ce dernier a été comblée par l'élargissement du quai de la Cannebière, et depuis surtout qu'il ne reçoit pas autant de navires ; mais il serait, en outre, convenable de l'assainir par de forts courants d'eau. Si, quand on construit les jetées, on laissait de distance en distance des ouvertures larges de 2 ou 3 mètres à partir du vingtième jusqu'au cinquième mètre environ au-dessous du niveau de la mer, il s'établirait des courants sous-marins d'une utilité incontestable au point de vue de l'assainissement, et les moyens dont l'industrie dispose permettant de rendre ces *jetées* à *jour* aussi solides que les autres, le port n'en serait pas moins sûr, parce que le brise-lame n'aurait pas de solution de continuité et que les vagues battraient toujours sur une ligne non interrompue ; au contraire, lorsqu'une quantité trop considérable d'eau arriverait par le goulot, l'excédant trouverait des issues nombreuses par lesquelles il retournerait en pleine mer.

La cause principale de la viciation de l'eau des ports est le jet de matières fécales et putrides provenant des navires. On pourrait donc les forcer à leur entrée de se munir d'une barrique goudronnée où l'on déposerait les immondices qu'on enlèverait, à délai fixe, suivant l'usage adopté en ville pour les fosses mobiles.

3

Enfin, il faut remarquer qu'aux angles des ports l'eau se renouvelle plus difficilement; des remous y accumulent des matières fétides qui y fermentent. Cet inconvénient toujours grave devrait déterminer l'autorité à faire arrondir largement les points rentrants des darses.

25. Quant aux dépôts vaseux qui séjournent au fond du port, doit-on les considérer comme un obstacle positif à son assainissement? Le doute à cet égard est permis : ces dépôts pourront bien faire naître quelques gaz fétides; mais si des matières nombreuses susceptibles de fermenter ne sont pas mises en contact avec le limon, ce dégagement gazeux n'aura qu'une certaine durée et peu d'inconvénients.

Pour le moment, il existe de notables différences chimiques entre l'eau de la mer et celle des ports; les gaz acides sulfhydrique, carbonique et hydrogène protocarboné abondent dans ces dernières; cependant depuis quelques années ils n'y sont plus en assez grande quantité pour asphyxier les poissons.

26. Le mélange des eaux de la Durance avec les eaux de la mer fait varier les proportions des composés salins: on trouve dans l'eau du port des chlorures de sodium et de magnésium, des carbonates de chaux et de magnésie, des sulfates de chaux et de magnésie, des silicates d'alumine et de potasse. — Mais ce

mélange de l'eau douce avec l'eau salée donne-t-il
lieu à des effluves malsains, comme lorsqu'il s'effec-
tue dans un marais salant ? Je crois pouvoir répondre
par la négative, car les conditions diffèrent : l'eau
n'est pas stagnante dans les ports, les marées (faibles
il est vrai, puisque d'après Walblet elles ne font élever
ou baisser le niveau que de 10 à 20 centimètres), les raz
de marées (produits par les vents du S.-E., du S.-O,.
et de l'O.) et les tempêtes établissent des courants qui
changent d'une manière continue l'eau du bassin.
Aussi, dans les habitations qui avoisinent les ports,
durant les jours de plus grande infection et de chaleur
tropicale, on a souvent observé des affections typhoïdes,
mais on n'a jamais noté de fièvres intermittentes; et si
le quinquina a réussi contre ces affections typhoïdes,
c'est qu'il a agi par ses propriétés toniques, antisep-
tiques et nullement comme antipériodique.

27. Si nous examinons les conditions dans lesquelles se trouve naturellement l'atmosphère de Marseille, nous la voyons soumise à des causes nombreuses
de viciations et d'agitations.

Au voisinage de nos côtes, on respire un air em-
baumé , mais altéré par les effluves marins.

28. Pour peu qu'on séjourne sur le bord de mer,
les lèvres et les parties découvertes du corps s'imprègnent d'une couche saline ; la poussière aqueuse très-

légère que le vent soulève se condense sur les chairs comme sur un écran.

Près d'une plage comme celle de Montredon, par exemple, des grains de sable calcaire très-fins se mêlent à la poussière aqueuse et au chlorure de sodium qu'elle contient ; ces grains de sable, emportés au loin par les vents, dépassent les monticules voisins élevés de plus 40 mètres et se déposent sur les versants opposés, lorsqu'ils ne sont plus soutenus par la force impétueuse du mistral ; c'est ainsi que se forment les carrières de sables calcaires de Montredon, étendues vers le N.-O. Dans l'épaisseur de ces couches sablonneuses on rencontre des pins dont le tronc est à moitié couvert d'autres semi-fossiles ; enfin, plus profondément, de véritables lignites qui témoignent de l'accumulation constante et progressive du dépôt sous l'influence permanente du vent.

On conçoit que ces corps granuleux, insolubles, répandus dans l'atmosphère, doivent rendre l'air des plages peu favorable pour les poitrines delicates ; mais, si nous allons vers les rochers du vallon de l'Oriol, et si nous y plaçons des tuberculeux au premier degré, l'action tonique de cet air salé et légèrement humide devient salutaire, ainsi que le prouvent des observations intéressantes que j'ai recueillies avec détail et qui feront plus tard le sujet d'un mémoire spécial.

De notoriété médicale, les fièvres intermittentes étaient fort rares à Marseille avant l'arrivée de l'eau de la Durance ; mais depuis que le canal est en activité, des cas tous les jours plus nombreux de fièvres à quinquina, contractées en ville, se présentent aux praticiens ; ces fièvres sont dues sans nul doute aux miasmes qui s'échappent du sous-sol détrempé par les infiltrations que nous avons déjà signalées, et du sol mouillé par les arrosages.

La poussière calcaire soulevée par les vents, favorisée par le charroi, détruite en partie seulement par les soins de l'autorité, est une cause efficace d'excitation pulmonaire ou ophthalmique chez les personnes délicates ; je me dispenserai de parler des puissantes influences qu'exercent sur l'atmosphère les agents physiques, m'étant expliqué à cet égard dans un travail publié par la *Revue thérapeutique du Midi* (Coup d'œil sur les viciations atmosphériques, 30 juillet et 15 août 1857), et ne devant m'occuper ici que de ce qui intéresse Marseille spécialement.

29. La ville, entourée d'une ceinture de collines, grand centre de population, entrepôt considérable des produits naturels et maufacturiers les plus variés, aurait une atmosphère bien impure si des vents impétueux très-fréquents n'en bouleversaient profondément les couches.

Parmi ces vents il faut mettre en première ligne le mistral.

30. « Le mistral (σκιρον, circius, μελαμβορεας) prend

naissance dans toute la région des Cévennes , entre les Alpes et les Pyrénées ; il succède aux jours pluvieux , et quelques gouttes suffisent souvent pour le faire naître. Lo mistral arrive dans le bassin du Rhône, où il pénètre par deux directions. Le courant qui descend le Rhône s'épanche dans les plaines de la Camargue et de la Crau , se précipite dans l'étang de Berre , remonte la vallée de l'Arc , pénètre par la Viste dans le bassin de Marseille et la vallée de l'Huveaune ;.... l'autre courant remonte la Durance... Ce vent se combine plus ou moins souvent avec le nord, qu'il reçoit dans le bassin du Rhône ; il peut faire baisser tout à coup le thermomètre de 7 à 8 degrès. (Girault de Saint-Fargeaut , *Diction. des Comm.*)

L'impétuosité du mistral est remarquable. Buret opposa un cercle de 140^{mm} de rayon à la marche du vent, et le fixa à l'aide d'un poids de 5 kilog. Le cercle fut emporté. Il fallut ajouter 600 grammes pour que le vent ne pût enlever l'objet. En moyenne, le mistral souffle 176 jours par an, d'après Malte-Brun. Je regrette de ne pouvoir donner ici le tableau des vitesses; mais l'observatoire n'a pas d'anémomètre en activité.

Le mistral, très-bienfaisant , est aussi très-importun par sa persistance et son habituelle vivacité; il faut donc conserver les abris naturels providentiellement élevés contre ses rigueurs. Raymond , dans sa *Topographie médicale de Marseille* (1779), déplore l'arrêt des échevins qui avaient ordonné « une coupure sur la

colline au nord de la ville, sacrifiant ainsi la salubrité
à l'alignement des rues.» Aujourd'hui, non-seule-
ment on a détruit les hauteurs de la Tourette, mais
on va jusqu'à baisser tous les terrains du Lazaret;
aussi le mistral souffle-t-il avec fureur sur le quartier
Saint-Lazare et sur la partie de la vieille ville qui re-
garde le nouveau port; la ville en construction en
souffre tellement, que les affections catarrhales y sont
aussi communes qu'au quartier d'Endoume.

Après de pareils exemples, que dire du projet de
nivellement des vieux quartiers? La force que le mistral prend au conjoint de la rue Vacon et du quai
donne une juste idée des funestes effets qu'il exerce-
rait sur le port et sur la population. Les rues deviendraient plus froides, les rhumes, les catarrhes, les
fluxions de poitrine plus communs. Dans leur pré-
voyance contre ces inconvénients, combien furent plus
sages nos pères lorsqu'ils construisirent la ville! Ils
eurent soin de bâtir les habitations sur le penchant
S.-E. d'une colline; les rues principales, tracées de
l'E. à l'O., fréquemment entrecoupées de rues secondaires, faisaient des angles toujours aigus avec les
premières, afin que le courant d'air fût coupé. Aussi,
malgré l'agglomération, la mauvaise disposition des appartements, la vieille ville est encore salubre. De nos
jours, le sensualisme nous force à sacrifier les lois de
l'hygiène à la rectitude des lignes. La suite des constitutions médicales démontrera si nous devions le faire.

31. Le vent du nord, ou *tramontane* (βορεας, *septentrio*), change immédiatement de direction en arrivant sur le littoral; il est froid, sec et se combine souvent avec le mistral.

32. Le vend du nord-est, ou *grégali* (χησιας, *aquilo*), souffle depuis novembre jusqu'à la fin avril ordinairement. « La condition nécessaire pour la formation de ce vent est la chute des neiges sur les Alpes maritimes. La différence de température qui s'établit alors entre l'atmosphère de Provence, qui est chaude, et celle de la région montagneuse, qui a été considérablement refroidie par les neiges, produit dans la première un vide qui est rempli par l'air de la seconde, dont le courant est le vent du nord-est. Il est le moins sec de nos vents de terre, parce qu'il passe sur le golfe de Gênes, où il se charge d'humidité, et il amène des nuages froids qui sont de la nature des brouillards.» (*Statistique des Bouches-du-Rhône*, tom. I, pag. 190.)

Ce vent, qui ne se propage qu'avec lenteur, décide les épidémies de grippe, occasionne les premières impressions de froid et surprend ceux qui, n'étant pas habitués au climat de la Provence, ne se prémunissent pas contre ses variations brusques de température. En général, on ne saurait trop recommander aux phthisiques et à toutes les personnes débiles de se défier du nord-est et de ses effets pernicieux. Au mois de novembre , lors des premiers froids , et vers le mois d'avril, après les belles journées printanières, les praticiens sont appelés à traiter des fluxions de poitrine très-graves , de nature essentiellement catarrhale, chez les vieillards, dont bon nombre, dans la classe peu fortunée, cédant à l'ancienne habitude locale, vont, l'hiver, aux heures du jour où le soleil est dans sa force , s'acagnarder sur le quai ou ailleurs. Quand on veut remonter à la cause présumable de leur mal, ils disent qu'en se retirant de ces abris ils ont été saisis, au détour d'une rue , par un vent froid à peine sensible, qui les a glacés. C'est le nord-est qui a déterminé la fluxion catarrhale à laquelle le malade succombe quelquefois. La même cause peut amener des effets analogues , lorsqu'aux premières journées de beau temps on s'empresse de quitter les vêtements chauds : observation ancienne qui a donné cours à ce dicton populaire :

> *Aou mès d'abrieou*
> *Ti délaougès pas d'un ficou.*
> Au mois d'avril
> Ne t'allèges pas d'un fil.

33. Le vent d'ouest , ou *pounen* (ζεφιρος , *favonius*), vient des Pyrénées, lors de la fonte des neiges. En passant sur la côte du Languedoc et du Rhône, il se charge d'effluves malsains , qui le font redouter dans la campagne d'Arles ; mais l'action délétère s'ar-

rête bientôt, et les brises d'ouest, parvenues sur la côte méditerranéenne, forment tous les soirs, au coucher du soleil, un courant rafraîchissant et salutaire qui va de la terre vers la mer et qui tempère les chaleurs estivales.

Ces vents du nord, du nord-est, du nord-ouest et de l'ouest ont été heureusement appelés vents de terre par les auteurs de la *Statistique des Bouches-du-Rhône*, par opposition aux vents du sud (νοτος, *auster*), de l'est (απελιοτες, *eurus*) et du sud-ouest (λιξς, *africus*), qui viennent de la mer. « Ils sont pluvieux en automne, chauds et humides en hiver et frais en été.» (*Loc. cit.*, pag. 192.)

34. Le vent *blanc* semble tenir le milieu entre ces deux divisions; il vient de la Corse. Lorsque les montagnes sont couvertes de neiges, il est froid, peu humide, bien qu'il traverse la Méditerranée; il souffle avec violence vers le mois d'avril, cause, à cette époque, les plus grands dommages à la végétation, et, luttant contre le mistral, occasionne les plus forts ouragans.

Les vents violents, le mistral surtout, « dessèchent en quelques heures les terres détrempées par les plus fortes pluies.» Les observations de M. Buret (de Toulon) portent à 38 pouces la quantité d'eau qui s'évapore dans une année.

35. Marseille donc est presque constamment ba-

layée par les vents de terre ou de mer. Les jours de brouillards humides sont fort rares; à peine en compte-t-on dix-huit par an. Les brumes sèches, légères, au contraire, sont fréquentes, surtout lors des journées de mistral.

36. Le relevé fait de 1823 à 1842 accuse, en moyenne, 59 journées de pluie par an :

        17 en hiver.
        17 en automne.
        17 en printemps.
         8 en été.

La quantité d'eau qu'elles fournissent est de 512^{mm}. L'arrivée des eaux du canal a-t-elle augmenté l'humidité? Incontestablement, oui : il suffit de voir la quantité considérable d'eau répandue chaque jour sur la voie publique par le service de l'arrosage, pour être éclairé sur ce sujet [1]. Mais cet excès d'humidité est il salutaire ou nuisible aux habitants? J'ai consulté à cet égard plusieurs praticiens, qui ont tous résolu la question d'une manière différente. Néanmoins, il est certain que les états pernicieux et intermittents sont plus communs en ville depuis ces arrosages, ainsi que je l'ai dit plus haut.

[1] En 1853, la quantité d'eau a été de 619 millimètres, et de 812 millimètres en 1854.

37. La température de Marseille, d'après le relevé fait de 1823 à 1842, est en moyenne de :

$$7°,40 \text{ en hiver.}$$
$$12°,80 \text{ en printemps.}$$
$$22°,11 \text{ en été.}$$
$$14°,96 \text{ en automne.}$$

ce qui porte la température moyenne à 14°,8, la température maxima étant de 30°,7 et celle minima de 4°,6. Ainsi donc, les variations des températures extrêmes sont de 26°, celles des températures moyennes étant de 14°. Ces chiffres prouvent d'une manière pertinente que le climat de Marseille s'écarte de 6° de celui de Paris et se confond à 3° près avec celui de Rome.

L'intérêt pratique de ces conditions méteorologiques, alors qu'elles n'étaient pas encore si nettement connues, a été soupçonné par Raymond (de Marseille); aussi n'a-t-il pas manqué d'introduire, dans sa Topographie médicale, un parallèle entre le climat de la basse Provence, celui de la Grèce, de l'Italie et spécialement de Rome. Ce parallèle peut servir à expliquer certaines différences entre les constitutions médicales de ces divers pays, et guider le médecin dans l'interprétation ou dans le commentaire de quelques passages de Celse et d'Hippocrate. (*Vide*, pag. 87–89.)

38. Celui qui ne se borne pas à étudier le clima de Marseille d'une manière générale, et qui descend

dans les divers quartiers, reste étonné des variations amenées par la direction d'une rue, l'élévation au-dessus du niveau de la mer, la position déclive, le voisinage d'un cours d'eau, d'une colline, d'un abri, d'une plantation d'arbres.... Entre les thermomètres de la Faculté des sciences (allées de Meilhan), de M. Santi (rue Saint-Ferréol), de M. Spinelli (rue Cannebière), de l'Observatoire, on note toujours une différence de plusieurs degrés; l'hôpital de la Conception, situé dans un fond, est plus froid en hiver et plus chaud en été (3º en moyenne), que l'Hôtel-Dieu, bâti sur la montée du Saint-Esprit, au centre de la vieille ville. Dans les rues étroites des vieux quartiers on est moins incommodé par le froid et par le chaud que dans les rues bien tracées de la ville moderne. La plaine Saint-Michel est le lieu de Marseille où il gèle le plus et où les rayons du soleil dardent avec le plus de force. Dans l'étude du climat marseillais, il faut tenir compte des heureux effets des brises marines : une rue large comme la Cannebière serait peu habitable en été si, matin et soir, les brises ne la rafraîchissaient. Enfin, j'ai déjà signalé l'influence qu'avait exercée sur le climat de la ville en construction, le nivellement des hauteurs du Lazaret. On conçoit par les effets remarquables de causes si minimes, ce qui doit résulter de l'établissement d'une ville, et combien est important, au point de vue de la salubrité publique, le tracé des rues, leur pavage, l'élévation des maisons, en un mot tout ce qui se rapporte aux conditions matérielles d'une cité.

39. Les rues de Marseille, au nombre de 583,
étroites, mal alignées, généralement pavées de pierres
ovoïdes dans la vieille ville ; larges, droites, bien entretenues, pavées de cuboïdes en grès dans les nouveaux
quartiers, ont ordinairement une pente suffisante pour
permettre le libre écoulement des eaux pluviales ou
de lavage ; j'ai parlé plus haut des égouts, qui parcou-
rent plusieurs de ces rues. Des bornes-fontaines nombreuses, alimentées par le canal, laissent couler dans
des ruisseaux disposés sur les bords des trottoirs ou
au centre de la rue, l'excédant des eaux utilement
employé au nettoyage par les agents de l'autorité et
par les particuliers. Trente boulevards, cours, allées
et cinquante-trois places forment autant de promenades intra-urbaines bien aérées, bien entretenues,
macadamisées ou en partie couvertes de bitume. Des
syphons, également distancés les uns des autres, permettent d'enlever la boue ou d'abattre la poussière à
l'aide d'un fort jet d'eau. Dans une ville aussi popu-
leuse que Marseille, on doit voir avec plaisir l'administration municipale songer à créer des jardins publics où les habitants pourront venir se délasser et
respirer presque l'air des champs. La colonne Bonaparte, les abords de la gare, la place de la Rotonde
sont convertis en squares fort élégants, et bientôt sur
d'autres points vont être faites des plantations analo-

gues. Mais, en jetant un regard sur les maisons qui forment ces rues, ces allées, ces boulevards et ces promenades, on regrette les différences qui existent entre les bâtisses des divers quartiers.

40. Dans la vieille ville, l'étendue moyenne de terrain sur laquelle on bâtit une maison est de 74m,52, chaque cour occupe une surface d'environ 4m,52, et les maisons d'angles, celles situées entre deux rues parallèles peu distancées n'en ont pas. La moindre surface est utilisée pour la construction d'un arrière immeuble; l'aération souffre nécessairement d'une telle spéculation.

La hauteur des plafonds est ordinairement, pour le rez-de-chaussée de 3m,50, pour le premier étage 3m,20, pour le deuxième 3m,10, pour le troisième 3m, pour le quatrième 2m,90 ; un cinquième étage formant attique ou mansarde n'a jamais plus de 2m,50 ; dans les combles des maisons qui rayonnent autour des Prêcheurs et de la Grand'rue, il existe souvent un sixième étage dont la hauteur est de 2m au plus. Une cuisine et une chambre, tel est l'appartement d'une famille; s'il y a un enfant, le logement se compose d'un cabinet de plus ; on voit même fréquemment deux lits dans un cabinet. Les plus grandes pièces ont 12mc, les moyennes 8mc, les cabinets n'occupent ordinairement que 6mc de superficie. Les fenêtres sont tantôt des embrasures, tantôt des lucarnes doubles qui éclairent deux appartements contigus ; elles sont toujours percées au hasard, sans symétrie, sans ordre, ce qui donne à la façade un aspect particulier (rue des Gavots surtout). Le bois joue un grand rôle dans ces constructions; les cloisons renferment d'énormes linteaux qui en augmentent forcément l'épaisseur et qui ont en outre le désavantage de rétrécir les appartements et de retenir l'humidité. La plupart des portes ne sont pas dans leurs dormants, ce qui établit des courants d'air dont les avantages ne compensent pas les inconvénients. Il n'y a pas de jardin, sauf dans quelques grands établissements qui servent de lavoirs publics, et dont nous signalerons plus tard les vices. Le sixième de la vieille ville est occupé par des fabriques diverses (tanneries, raffineries, savonneries, etc.) qui vicient l'air et le sol par leurs fumées et leurs résidus. Enfin, souvent la chambre à coucher sert, pendant le jour, de salle de travail. Heureusement les habitudes de propreté des vrais Marseillais des vieux quartiers les garantissent contre ces mauvaises influences; mais si ce sont des Génois, des Lucquois ou des Piémontais (et c'est fréquent) qui habitent ces réduits, l'agglomération se joignant à la malpropreté, il en résulte une atmosphère impure dans laquelle on séjourne avec peine. Or, c'est là que les hôpitaux recrutent la plupart des fièvres muqueuses et typhoïdes; les jeunes enfants qui grouillent dans ces endroits malsains, les adolescents qui viennent s'y reposer après avoir fini leurs travaux de journaliers et qui se nourrissent de pain, de fromage et de pâtes, ne peuvent échapper à ces fièvres graves, surtout s'ils ne sont pas acclimatés.

41. Dans la ville moderne, les maisons ont ordinairement trois fenêtres sur une façade de 7m,50, et trois étages d'élévation; rarement une pièce reçoit plus d'un seul lit; des alcôves fermées pendant le jour convertissent, la nuit venue, bien des salons en chambres à coucher; une famille occupe un étage. C'est le quartier de l'artisan ou du petit rentier; on est exposé à y respirer un air plus confiné que dans les maisons sises du côté du mont Saint-Jean; c'est précisément dans la ville moderne que se trouvent le plus souvent ces éponges malsaines, dont j'ai déjà parlé, qui vicient profondément l'atmosphère intérieure des habitations.

42. Dans la ville nouvelle se trouvent les plus élégantes constructions : quatre et quelquefois cinq beaux étages formés de pièces spacieuses, un lit par chambre à deux fenêtres, plusieurs salons, cuisines souvent aux basses offices, jardins;..... c'est le quartier aristocratique soumis davantage aux intempéries des saisons; il est habité par des personnes qui se prémunissent avec soin contre le chaud et le froid.

43. La ville en construction est un faubourg dans

4

sa presque totalité : maisons basses, deux étages, chambres petites, souvent deux familles souffreteuses logent sur le même plan. La population y est plus misérable que dans les vieux quartiers ; ce faubourg contraste avec les grandes maisons de M. Mirès, fort belles, mais qui ont le désavantage d'être bâties sur un terrain rapporté de savonneries. Dans tous les quartiers, la fréquence des vents, leur irrégularité, rendent difficile l'orientation des cheminées ; aussi les plus beaux appartements sont-ils souvent envahis par des fumées toujours incommodes si elles ne sont malsaines.

Certains spéculateurs avides, sans égard pour les conditions hygiéniques, auxquelles ils ne songent même pas, couvrent les moindres espaces de constructions mal orientées, mal bâties, sujettes à s'écrouler ; ils enlèvent l'air et le jour aux maisons voisines dans les limites que permet la loi, s'estimant heureux lorsqu'ils ont fait fortune aux dépens de la santé publique. Les conditions des logements de la plupart des domestiques sont déplorables. J'ai vu dans l'une des plus belles maisons de Marseille un concierge, sa femme et sa jeune fille de 16 ans, confinés pendant la nuit sur une soupente que n'éclairait pas même une lucarne. Durant le jour, la pauvre petite famille travaillait dans la loge, qui prenait air sur la cage de l'escalier, et l'on s'étonnait de voir la jeune fille s'étioler, le père maigrir, la mère perdre ses forces et ne pouvoir plus suffire au service ! La plupart des domestiques venant du dehors et n'étant pas encore acclimatées, on conçoit combien l'habitation de ces chambres insalubres doit influer sur leur santé d'une manière fâcheuse.

44. La population flottante n'est guère mieux traitée que la population fixe. Certes, les voyageurs riches trouvent, dans les quartiers centraux, des hôtels qui, sous le rapport du confortable et de l'hygiène, ne laissent rien à désirer. Des hôtelleries à peu près convenables pour l'artisan sont aussi ouvertes çà et là dans la ville ; mais que dire de ces réduits infects, connus sous le nom de *caboulots*, où vont prendre leur repas et dormir les voyageurs pauvres moyennant très-minime redevance? J'ai vu, chez un logeur, neuf lits à la suite l'un de l'autre, têtes touchant pieds, dans une chambre large de deux mètres, à peine éclairée par une lucarne et servant d'atelier à un cordonnier pendant le jour. Comme je me récriais contre un tel état de choses, on me répondit : — « Que n'allez-vous à la rue de l'Échelle ! vous y verrez, dans des caves humides, à la faible lueur d'une chandelle fumante, couchés sur de la paille, pêle-mêle, femmes, enfants et hommes que la vermine dévore, et qui paient deux sous le droit de s'abriter contre l'intempérie des saisons. » — Tout ce que la société a de plus abject vient se réfugier dans ces foyers d'infection ; des hommes que les vices les plus crapuleux ont conduit à la dernière des misères,

se cachent là pour échapper aux recherches de la police. En vain la charité marseillaise s'épuise à créer des retraites sûres et salubres pour les pauvres. Le Dépôt de mendicité, les lits réservés à la Charité pour les passagers demeurent vides, parce que la surveillance active des sœurs ou des employés ne permet pas d'y commettre les actes dégoûtants de cynisme habituels chez ces gens éhontés. La police, dans l'intérêt du pauvre et de la santé publique, ne saurait se montrer trop sévère à l'égard de ces logeurs de bas étage, car dans ces lieux infects les germes morbides se développent tout à leur aise, puis vont se propageant des quartiers populeux aux maisons les plus isolées. La marche des épidémies de 1720, 1812, 1835, 1849, 1854, le prouvent suffisamment.

45. Raymond a décrit un type dont les auteurs de la *Statistique des Bouches-du-Rhône* ont parlé après lui, mais il est rare de le retrouver à présent ; c'est à peine si, dans les vieux quartiers, parmi les familles de pêcheurs et de portefaix, on rencontre quelques débris de cette race forte, qui alliait la beauté des formes grecques à l'agilité française.

46. « Ces Marseillais sont d'une taille avantageuse, proportionnée, dégagée ; la couleur de leur visage est d'un brun clair, leurs traits beaux, mâles, leur voix grave, leur accent un peu traînant ; leur tête est dé-

corée d'une chevelure touffue, couleur châtain-noi-
râtre; leur tempérament est sanguin, bilieux, chaud,
leur constitution forte. En particulier, le sexe a la
taille svelte, élégante, les yeux noirs, pleins de feu,
la physionomie gracieuse, le port aisé; mais communément il a peu de gorge. Il est très-ordinaire que les
mères, surtout chez les gens riches, se soient point
en état de nourrir leurs enfants, et que, si elles s'obs-
tinent à remplir ce devoir de nature, la poitrine en
souffre dès le troisième ou le quatrième mois.» (*Top.
méd.*, pag. 104.)

47. Actuellement, les habitants de Marseille son
plutôt lymphatiques ou nerveux. Ils sacrifient souvent
aux apparences mensongères la partie de leur gain
qu'ils devraient employer à l'alimentation. Dévorés
par la soif du lucre, sans cesse émotionnés par des
nouvelles fâcheuses ou agréables relatives à leur commerce, ils vivent dans un état de surexcitation nerveuse continuelle. Mais d'ailleurs, pour avoir une idée
exacte des influences morbides auxquelles ils sont
soumis, il faut les prendre au berceau et les observer
jusqu'à la tombe.

48. Les accouchements sont faits, chez le bas
peuple, par des sages-femmes; les enfants sont em-
maillottés et soignés par des commères accourues avec
empressement pour porter secours à l'accouchée. Chez

les riches, la méthode anglo-américaine se répand depuis quelques années. Les femmes pauvres et les filles
trompées vont s'accoucher à la Maternité, section de
l'hôpital de la Charité..

49. L'hôpital de la Charité, institué en 1641, a sa
façade principale tournée au Nord. On se figurerait
mal son étendue si l'on savait seulement qu'il contient
1082 lits ; la place perdue en corridors , cours, cellules, etc., est considérable. Les mauvaises conditions
hygiéniques des salles, des dortoirs et des chambres
ressortent à première vue : les plafonds sont bas ; la
toiture délabrée laisse pénétrer les eaux pluviales,
qui s'infiltrent dans les salles hautes ; le carrelage dé-
testable est composé de petites *tomettes* rectangulaires
mal liées entre elles ; on ne peut le cirer, et, pour le
maintenir dans un état de propreté apparente, on est
forcé de le laver à grande eau tous les jours. Il en résulte des émanations peu salubres , de l'humidité qui
se propage aux murailles, construites, d'après l'ancien
usage, avec des linteaux que le temps a vermoulus.
Cette humidité excessive nuit même à la solidité de
l'établissement, et l'on est obligé de soutenir les plafonds par des étais.

50. Dans la section d'allaitement, cinq lits et cinq
berceaux se touchant presque suffisent pour encom-
brer chacune des trois chambres dites des nourrices ,

où d'étroites fenêtres laissent pénétrer à peine l'air et
le jour. La salle du biberon n'a guère plus de 8 mètres
carrés. On y accumule dix berceaux et deux lits de
surveillantes ; souvent encore est-on obligé de mettre
deux enfants dans le même berceau ! Deux fenêtres
larges de 0^m,60, hautes de 1^m,20, donnant sur une
cour où croissent des herbes et où sont des décom-
bres ; d'autre part, deux lucarnes et une porte s'ou-
vrant sur un corridor : voilà le système d'aération !
Aussi le muguet est-il plus commun à la Charité que
dans aucun autre hôpital de France. A Paris, en
1853, sur 927 enfants, M. Billard relevait 188 cas
de muguet ; à Marseille, en 1853, sur 547 enfants,
M. Seux comptait 302 cas de muguet ! J'admets que
le climat plus chaud de Marseille favorise le développement de la maladie ; mais il est certain que la différence énorme qui existe entre la proportion du muguet à Paris 23/100, et à Marseille 73/100, provient
d'autres causes générales puissantes, et ces causes, je le
crois fermement, sont les conditions hygiéniques détes-
tables de la section d'allaitement de Marseille. Les épidémies fréquentes et graves d'ophthalmies purulentes des
nouveau nés observées dans la même section, sont encore sollicitées par les mêmes influences mauvaises. Un
fait pathogénique local vient à l'appui de cette opinion :
A l'Hôtel-Dieu de Marseille, les salles étaient lavées à
grande eau, les amputés succombaient tous à l'infection purulente ou à la pourriture d'hôpital ; on se dé-

cide à cirer les salles des blessés, et depuis, l'infection
purulente et la pourriture y sont moins fréquentes
qu'à l'hôpital neuf de la Conception, dont nous ferons
en temps et lieu la topographie. A la Charité, le mal
est irréparable; les règles hygiéniques ne peuvent plus
être observées, la section d'allaitement de la deuxième
ville de France ne saurait être conservée dans des conditions aussi précaires ; et si la tendre sollicitude
d'une administration hospitalière sage et bienveillante
ne peut rien contre un tel état de choses, qu'on nous
permette de le dire, l'humanité fait aux autorités supérieures un devoir d'intervenir.

51. La section de la Maternité est dans des conditions encore plus regrettables peut-être. Les prisonniè-
res y occupent une salle grande comme une chambre
ordinaire , éclairée par deux fenêtres ; sept à huit lits
séparés l'un de l'autre par un espace de 0m,40, y sont
accumulés; heureusement le séjour des pauvres femmes dans ce logis n'est pas long.

La salle des femmes enceintes est éclairée par quatre
fenêtres (deux au Sud et deux au Nord). Elle contient
quatorze lits ! La salle d'accouchements est une chambre mal aérée par une seule fenêtre grillée. Les salles
des accouchées, au nombre de deux, contiennent chacune six lits , six berceaux ; l'une des salles est exposée au Midi et reçoit par ses deux fenêtres les fumées
d'une raffinerie de sucre; l'autre, exposée au Nord ,

est infectée par les émanations de l'amphithéâtre d'a-
natomie, situé au-dessous d'elle. Le dortoir des élèves
sages-femmes n'est pas mieux aéré et peut-être moins
éclairé. Partout les portes ne sont plus sur leurs dormants. Il faut tout le zèle et toute l'activité des sœurs
hospitalières de Saint-Augustin, pour que cet établissement, malgré sa vétusté, ne tombe pas en ruines et
conserve un aspect trompeur de propreté.

52. Bien des mères ne peuvent allaiter, soit à cause
d'un vice organique, soit par raison de santé ; il serait
donc nécessaire qu'on établit des bureaux de nourrices
où, sous la garantie de l'autorité, on trouverait des
femmes sûres, exemptes de toute maladie. Ces bureaux
existent déjà à Paris, à Lyon, à Bordeaux ; espérons
que la sollicitude de l'administration nous fera jouir
bientôt des avantages attachés à de pareils établissements, d'autant plus indispensables que des spéculateurs avides font, sans scrupule et sans précautions,
un trafic du placement des nourrices, élevant leur
prix si haut que beaucoup d'artisans sont forcés de
renoncer à faire allaiter leurs enfants.

53. L'institution des crèches ne saurait être trop
louée : à Saint-Lazare, aux Carmes, à la Corderie,
dans des maisons dirigées par des sœurs de saint Vin-
cent de Paul, les travailleuses viennent, à partir de 6
heures du matin, déposer leur enfant. Depuis sa nais-

sance jusqu'à l'âge de trois ans, il y est soigné et surveillé par les bonnes sœurs et par des femmes qui
l'exercent à bégayer les premiers mots, dirigent ses
pas chancelants et remplissent de leur mieux l'office
de la mère que le travail retient à l'atelier voisin. Au
point de vue hygiénique, les crèches laissent cependant
beaucoup à désirer : A la Corderie (place Dumarsais),
le local est assez grand ; il se compose de deux salles :
l'une, destinée aux enfants chaussés, contient deux
lits de camp ; l'autre, pour les enfants au maillot, a
quinze berceaux en fer ; mais ces deux salles ne sont
aérées que d'un seul côté, le parquet n'est pas ciré,
les rideaux sont mal disposés ; les lits des enfants
chaussés s'opposent à la libre circulation de l'air ;
heureusement les enfants sont tenus dans une cour
durant la plus grande partie du jour, et le soir à six
heures leurs mères viennent les prendre. Cette crèche
n'est séparée que par une ruelle d'un enclos où sont
des flaques d'eau, dans lesquelles trempent des mil-
liers de cercles de tonneaux ; des miasmes d'une odeur
insupportable s'en échappent et exercent une fâcheuse
influence sur la santé des sœurs, des enfants, et des
pensionnaires d'un orphelinat voisin. L'anémie spéciale
à l'intoxication miasmatique, des fièvres rémittentes
putrides, sont la conséquence de l'absorption de ces
effluves malsains et nauséabonds.

La crèche de Saint-Lazare n'a pas un aussi mauvais
voisinage : les salles sont plus aérées, le nombre des

enfants est moins considérable, mais il n'y a ni cour
ni jardin. La crèche des Carmes, mieux disposée,
pourvue d'une vaste cour, est incommodée par les
fumées des fabriques d'alentour. Partout on a été forcé
de remplacer le lait qu'on donnait autrefois aux enfants, par une soupe de pain cuit sucré : le lait est souvent frelaté à Marseille, il s'aigrit facilement en été ;
les sœurs ont remarqué qu'il occasionnait dans les
crèches des maladies fréquentes et presque épidémiques. Depuis qu'on donne du pain cuit, la santé des
enfants est meilleure, et le sevrage devient plus facile.
Ces crèches manquent, entre autres choses, d'une
inspection médicale ; les enfants y sont reçus sur pré-
sentation, sans qu'aucun homme de l'art soit consulté :
des maladies contagieuses pourraient ainsi être trans-
mises. Espérons que l'autorité, dans l'intérêt des familles, se hâtera de remédier à un vice aussi radical.

54. Il est encore, dans les vieux quartiers, des
femmes qui se chargent de garder, durant la journée,
les nourrissons moyennant une petite redevance. A
coup sûr, les conditions hygiéniques sont bien plus
mauvaises dans les chambres infectes qu'elles occupent pour la plupart, que dans les crèches, et l'esprit
de spéculation chez les gardes de nourrissons usurpe
la place de l'esprit humanitaire et charitable qui pousse
les sœurs de Saint-Vincent de Paul à se vouer au sou-
lagement des pauvres et à les assister dans leurs be-

soins. Mais si le logement était sain, et les gardes consciencieuses, les enfants seraient beaucoup mieux dans ces établissements privés que dans les crèches publiques, où l'agglomération rend parfois difficile une surveillance individuelle de tous les instants.

55. De trois à sept ans, les enfants pauvres sont admis dans les salles d'asile dites de première enfance. On exige d'eux un certificat de vaccine, on leur visite la tête et on éloigne scrupuleusement ceux qui ont des maladies de la peau apparentes. Tous les samedis, les directeurs de section s'assurent de l'état de santé de leurs élèves, et la porte est interdite le lundi, jusqu'à complète guérison, aux enfants contaminés. L'asile est ouvert de sept heures du matin à sept heures du soir en été, de sept heures et demie à six heures et demie en hiver. Les enfants jouent dans la cour, sont conduits au lavabo et exercés à la marche jusqu'à dix heures moins un quart; l'étude commence alors, pour finir à onze heures et demie. A midi, chaque enfant mange ce qu'il a apporté dans son panier, et la soupe qui lui est fournie par l'établissement gratis ou moyennant cinq centimes. Cette soupe est toujours au maigre, parfois au beurre ou à la graisse; le riz, les lentilles, les pois, les haricots, les pommes de terre, les choux et la semoule servent à la faire. Il est à regretter que les fonds de l'établissement ne permettent pas de donner la soupe grasse au moins deux fois par

semaine, d'autant plus que la population malheureuse de Marseille ne met pas souvent, vu la cherté de la viande, le pot au feu chez elle. Les salles d'étude sont très-proprement tenues, mais lavées ; les cours vastes manquent parfois d'ombrage. Les directeurs poussent avec raison les enfants à des jeux où les gestes soient fréquents : on les endurcit ainsi à la fatigue. Les élèves profitent moins des leçons (données avec une bienveillance digne d'éloges par des sœurs ou par des laïques) dans certains quartiers que dans d'autres ; ainsi, la salle d'asile de la première enfance de la Corderie, qui reçoit une population vraiment marseillaise, fourmille d'enfants très-intelligents et très-précoces ; les salles d'asile de la vieille ville sont encombrées au contraire de Piémontais, qui ont beaucoup de difficulté à concevoir, sans doute à cause de la différence du langage qu'ils entendent à l'asile et chez eux. En descendant dans les détails de chacune des salles d'asile, on trouverait bien des vices à signaler (les études ne sont pas assez aérées aux Moulins, les lieux d'aisance sont mal construits aux Prêcheurs et infectent tout l'établissement, etc.); mais il suffirait à l'autorité de demander un rapport à chaque directeur pour que le mal fût signalé et le remède facile ; je m'abstiens par conséquent d'en parler davantage.

56. Dans les maisons privées, les enfants sont élevés plus mollement ; les petits soins qu'on leur donne, les

précautions prises pour les garantir des moindres fatigues les rendent moins vigoureux. C'est là peut-être l'une des causes les plus efficaces du lymphatisme, surtout commun chez les riches. Les gens d'œuvre ont au contraire des habitudes de travail qu'ils s'efforcent de donner à leurs enfants; c'est chez eux que l'on trouve ces petits êtres vigoureux, forts et bien constitués, capables de supporter la lassitude, les privations et la marche tout comme un adolescent de la classe aisée. Mais on y voit aussi des rachitiques nombreux, parce que les constitutions débiles ne peuvent supporter la vie active habituelle à cette classe. Enfin, certains travailleurs, journaliers, manœuvres, *lougatiers,* sont mal nourris, mal vêtus, mal logés; les enfants de ces pauvres artisans sont le plus souvent scrofuleux, et certes les mauvaises conditions du milieu dans lequel ils vivent en donnent la raison suffisante.

57. Les préjugés du bas peuple relatifs à la première enfance sont étonnants; la croyance aux sorciers et à l'ensorcellement est générale dans les vieux quartiers, et l'on y use des pratiques les plus ridicules pour lever le sort. Les maladies vermineuses sont peu fréquentes à Marseille, et cependant le charlatanisme a su exploiter la crédulité publique, à tel point que la médecine des enfants en est devenue fatigante et très-difficile à faire. Il est rare que l'on envoie un enfant malade dans les hôpitaux.

58. La salle des enfants à l'Hôtel-Dieu (partie haute de la salle Saint-Louis) est ordinairement occupée par des scrofuleux , des mousses blessés , des Piémontais, et très-rarement par des Marseillais. Cette salle est d'ailleurs bien aérée, proprement tenue. Une galerie tournée du côté du port , exposée au Midi , sert de promenade et permet aux convalescents de respirer un air plus pur que celui de l'hôpital. L'infirmerie des enfants de la Charité est la pièce la mieux conservée de l'établissement. Le carrelage en a été refait; on le cire. Des fenêtres percées des deux côtés de la salle permettent une bonne ventilation ; mais cette infirmerie est destiné en même temps aux enfants et aux vieillards.

59. Autrefois, à l'hôpital de la Charité, trois salles basses mal aérées, mal carrelées, recevaient quarante-huit enfants-trouvés de trois à sept ans. Depuis quelques années, les plafonds de ces salles ont été relevés, le carrelage est refait, l'aération mieux entendue, et les enfants n'y séjournent plus, ce n'est qu'un lieu de dépôt et de passage.

60. Depuis l'âge de sept ans, les enfants sont admis dans les écoles communales élémentaires que tiennent des laïques et plus souvent des Frères de la Doctrine chrétienne. Des arrêtés ont établi , dans ces derniers temps, un rapport entre la quantité d'air cubée

par chaque salle d'étude et le nombre d'élèves qu'elle doit contenir au maximum. Mais les autres conditions hygiéniques ne peuvent pas être aussi facilement réglées : suivant les quartiers, les écoles sont plus ou moins humides, entourées de fabriques et d'usines, manquent de cours où les enfants puissent prendre librement leurs ébats, ont des latrines infectes, etc. Enfin, ici encore pas d'inspection médicale et, par conséquent, pas de sécurité sanitaire pour la famille.

61. Les écoles primaires reçoivent bon nombre d'enfants de sept à dix ans. Les externats des vieux quartiers sont ordinairement aussi malsains que les habitations particulières voisines; souvent les enfants prennent leurs récréations dans l'étude, et restent pendant toute la matinée et l'après midi confinés dans des chambres dont une population agglomérée a vicié l'atmosphère. Dans la ville moderne et dans la nouvelle ville, au contraire, les pensionnats sont spacieux, et des cours, vastes quelquefois, sont annexées à ces établissements.

62. Une institution modèle en ce genre est le pensionnat du Sacré-Cœur, dirigé par MM. les professeurs du petit séminaire ; il est placé sur l'un des points culminants de Marseille (rue Barthélemy). Les classes, les dortoirs, les réfectoires sont aérés, carrelés et entretenus suivant les règles hygiéniques ; les

enfants prennent leurs récréations dans des cours spacieuses bien ombragées, et Mesdames les sœurs de l'Espérance veillent sur eux avec une bonté toute maternelle.

63. Le local du pensionnat du Lycée n'est pas aussi bien disposé. Les dépendances de l'établissement sont trop voisines de la maison d'éducation primaire ; le dortoir spécial n'est pas assez séparé des autres, l'agglomération y est trop grande ; mais cependant les lois de l'hygiène sont respectées, et aucune cause directe patente ne menace la santé des enfants.

64. Dans toutes ces institutions pour la deuxième enfance, les heures de travail sont très-bien ordonnées et coupées par des récréations qui permettent à l'élève de laisser reposer son esprit et de se livrer à des jeux qui développent son agilité, son adresse, ses forces et ses organes. La balle, le cerceau, les billes, etc., en exigeant de la dextérité, des mouvements rapides, de la précision, contribuent pour leur part activement à développer les facultés physiques et intellectuelles de l'enfance. Sans nul doute, on néglige trop de nos jours cette partie de l'éducation, fort prisée par les anciens.

65. Parmi les grandes maisons d'éducation, il faut citer le pensionnat des Frères, qui ne laisse rien à désirer au point de vue hygiénique. Situé sur une hau-

5

teur, à l'extrémité du boulevard Longchamps, il a été
bâti et il est dirigé avec une sagesse remarquable. Les
pensionnaires, au nombre de 400 environ, y sont divisés en quatre sections (1re, élèves de 7 à 9 ans ;
2e, de 9 à 12 ; 3e, de 12 à 14 ; 4e, 14 et plus).
La façade principale de l'établissement est tournée au
Sud, inclinée vers l'Est de 7°, pour couper le mistral.
De vastes cours permettent aux pensionnaires de se
livrer aux jeux de barres, de paume et à tous les exerci-
ces violents qui ont pour conséquence immédiate le développement physique des divers systèmes organiques.
D'ailleurs, tous les élèves sont exercés à la gymnasti-
que ; ils peuvent, en hiver, s'acagnarder dans les cours
du Sud ; en été, les cours du Nord sont abritées par la
bâtisse contre les rayons d'un soleil trop ardent. Dans
les basses offices (à 1 mètre seulement au-dessous
des contreforts) sont la cuisine et ses dépendances, les
réfectoires, les lavoirs et une vaste salle de concert.
Au rez-de-chaussée, les parloirs, les salons, des classes
et la chapelle. Au premier étage, des classes, la lingerie et l'infirmerie, qui ne communique avec aucune
autre partie de l'établissement. Les dortoirs, au nombre
de huit, sont disposés avec beaucoup d'intelligence au
deuxième et au troisième étage. La largeur de l'édi-
fice est de 21 mètres. On a sacrifié 5 mètres à un corridor central, et formé deux dortoirs parallèles, chacun de 8 mètres de large. L'un des dortoirs est donc
éclairé par les fenêtres du Sud, l'autre par celles du

Nord; mais, pour que l'air circulât facilement, on a laissé, en regard des fenêtres, aux murs de clôture du corridor, des portiques qui permettent de passer librement d'un dortoir dans son parallèle. Enfin, par des coulisses grillées, situées au défaut des plafonds, on peut amener doucement de l'air frais et se débarrasser de l'air confiné.

Les lits sont distancés d'un mètre et disposés sur trois rangs. Sous les combles, deux dortoirs séparés ont été consacrés aux enfants atteints d'incontinence d'urine et qui, par leur incommodité, infecteraient leurs camarades. A côté de ces dortoirs spéciaux sont les chambres de MM. les professeurs.

La journée est ainsi partagée : de huit heures et demie du soir à cinq heures et demie du matin, sommeil ; de cinq heures et demie du matin à huit heures et demie du soir, douze heures de travail et trois heures de récréation. Le digne Frère qui m'a donné complaisamment tous ces détails me disait : La somme d'intelligence est bonne chez les élèves de Marseille; cependant les esprits d'élite, comme les esprits bornés, y sont rares, l'aptitude pour les hautes mathématiques peu commune, la rectitude du jugement, le sens moral, par contre, ordinairement développés ; mais l'influence commerciale étouffe ces grands sentiments qui poussent à l'abnégation personnelle, dans l'intérêt général. La surveillance incessante exercée sur les enfants s'oppose à ce qu'ils contractent des habitudes vicieuses. Des peines disciplinaires, très-sévères, seraient d'ailleurs infligées en pareille occurrence.

66. Le petit Séminaire reçoit environ deux cents pensionnaires, sa principale façade est tournée au Sud, les cours sont toutes sur cette façade ; en été, les élèves prennent leurs récréations dans des salles spéciales. Les études restent vides et sont ventilées par de larges fenêtres pendant les classes, et réciproquement ; mais les dortoirs sont très-vicieux : partagés en cellules groupées de quatre en quatre, ils ont le désavantage d'isoler les élèves et ne permettent pas à une surveillance active d'observer tous leurs mouvements. De plus, l'atmosphère de ces cabinets ne se renouvelle pas aussi facilement que celui d'une grande salle, les murs de clôture s'opposant à la libre circulation de l'air ; enfin, en été la température y est plus élevée à cause de la plus grande réfraction. L'infirmerie n'est peut-être pas assez séparée des dortoirs, mais les précautions prises par rapport aux maladies contagieuses rendent cette condition topographique secondaire. La nourriture y est bien ordonnée ; l'excessive propreté d'une maison aussi vaste est remarquable. La journée de l'élève est ainsi partagée : huit heures et demie de sommeil, treize heures de travail, deux heures et demie de récréation ; l'affabilité des maîtres, la facilité du commerce avec des camarades dont les mœurs sont

ordinairement douces, contribuent à donner au séminariste un caractère aimable et un esprit officieux qui le font distinguer dans la société. Les fortes études littéraires et religieuses faites dans cet établissement développent chez les intelligences supérieures les inspirations poétiques et les sentiments de haute morale. Je citerai, comme exemple, Paul Régnier, poète marseillais, jeune, plein de verve et de feu, qu'une mort prématurée a enlevé à l'instant où ses maîtres commençaient à l'admirer.

67. Le Lycée de Marseille a quatre cents pensionnaires environ; sa façade principale est tournée au Nord, mais la plupart des dortoirs, les classes et les salles d'études prennent jour sur le Midi. C'est encore au Sud que sont les cours, au nombre de trois (petits élèves, moyens, grands), ayant chacune plusieurs fontaines alimentées par l'eau du canal; des galeries couvertes permettent aux élèves de prendre leurs récréations à l'abri de la pluie et à l'ombre. Les salles d'études et les classes sont vastes et bien aérées; les dortoirs laissent un peu à désirer au point de vue de la ventilation, ils n'ont ni vasistas ni coulisses, l'un d'entre eux même ne reçoit l'air que d'un seul côté; et cependant ils contiennent trois rangs de lits! Une semblable agglomération doit gravement influer sur la santé des élèves, et c'est peut-être la principale cause des cas assez fréquents de fièvres typhoïdes observés

au lycée. Un autre vice qui frappe au premier abord, c'est le trop grand éloignement où les lieux d'aisance se trouvent des dortoirs : si l'élève est surpris par quelque besoin pendant la nuit, il est obligé de parcourir les corridors ou de traverser les salles d'études, et d'aller dans la cour. La même remarque s'applique à l'infirmerie, qui d'ailleurs est bien placée, bien aérée et desservie avec un zèle et une charité dignes de tous éloges par Mesdames les sœurs de l'Espérance. Comme dépendances, il faut citer un magnifique bassin de natation, un gymnase des mieux construits, une salle de bains. Quelques améliorations dans les dortoirs suffiraient donc pour que le lycée devînt un établissement modèle, et l'habile direction de M. le proviseur permet d'espérer que sous peu les vices signalés disparaîtront. Quoique la surveillance doive être très-active, il conviendrait peut-être de tempérer l'extrême sévérité de certains maîtres d'études qui, par leur brusquerie, la sécheresse ou le ton impérieux de leurs réprimandes, intimident des élèves d'un naturel doux, habitués par leur famille à un traitement plus réservé. Sous une pression trop humiliante, les intelligences, au lieu de se développer, s'étiolent, et, s'il y a lutte, la conséquence de son inégalité est, ou la soumission aveugle de l'écolier, ou, chez des caractères plus rétifs, l'acquisition d'un tempérament irritable et d'une certaine susceptibilité nerveuse, cause prédisposante active pour bien des maladies de l'âge adulte. Au surplus,

aucune institution à Marseille ne peut rivaliser avec
le lycée pour les études scientifiques ; mais remar-
quons encore ici que les vrais Marseillais ont peu de
dispositions pour les mathématiques, et les élèves
nommés aux écoles du Gouvernement sont rarement
de la localité.

68. Je n'ai parlé que de la population interne de
ces grands établissements, parce que les externes y
passent à peine quelques heures. Leur vie s'écoule plutôt dans la ville, au sein de la famille ; les conseils pater-
nels, les avis plus tendres d'une mère, donnés avec
mesure suivant les circonstances, y gardent mieux
l'enfant ; il apprend par des enseignements journaliers à dompter les mauvaises inspirations, à se soustraire aux influences extérieures, tant morales que
physiques ; enfin, il est soigné et surveillé par ceux
auxquels des sentiments aussi doux que sacrés font
un devoir de l'élever dans la sagesse, qui est aussi
l'hygiène.

69. Pour éviter de fastidieuses répétitions, je m'abstiens de décrire les internats de demoiselles ; je ferai
seulement remarquer qu'ils sont mieux disposés que
ceux des garçons ; les dortoirs sont plus vastes, la
nourriture plus soignée, et d'ordinaire des jardins
ombragés en rendent le séjour agréable.

70. L'abondance des bras à Marseille fait que les

enfants sont rarement employés dans les usines, ils
servent plutôt de manœuvres aux maçons, ou sont
répartis dans différents apprentissages ; l'office qu'ils
remplissent en ces cas ne préjudicie en rien à leur
santé.

71. A l'âge de la puberté, la femme ne saurait
être l'objet de trop minutieuses attentions ; l'ouvrière
surtout, par les conditions malheureuses où elle se
trouve, la domestique souvent dépaysée, passant à un
nouveau climat et à des fatigues inaccoutumées, sont
soumises, à Marseille surtout, à mille influences dangereuses provenant, soit des passions qui les agitent,
soit des imprudences qu'elles commettent, soit du
métier qu'elles font.

Ces dernières influences ne sont pas les moins
redoutables ; je citerai entre autres comme exemple,
l'insalubrité du métier de bordeuse de souliers. Dès
l'âge de 12 à 13 ans, des jeunes filles, en assez bon
nombre, sont occupées chez des cordonniers à coudre la chaussure ; pour peu qu'elles soient lymphatiques, elles deviennent chlorotiques au bout de quelques mois, et après un an ou deux leur épine dorsale
se déjette et leur constitution se ruine. Il est facile de
saisir les causes de ces maux: l'atmosphère des magasins où ces filles séjournent est viciée par les émanations des cuirs vieux et neufs ; l'ouvrière se tient
fortement courbée, surtout si est elle myope, pour-

coudre le soulier qu'elle appuie sur ses genoux ; elle est condamnée à une immobilité presque absolue et à rester assise tout le jour; enfin, le faible salaire qu'elle reçoit la force à s'imposer des privations sans nombre. Des causes débilitantes aussi puissantes, aidées d'un fond lymphatique ou scrofuleux, doivent, au moment de la croissance, naturellement donner naissance au rachitisme, aux scolioses, à la chloro-anémie. Espérons que ces inconvénients disparaîtront en grande partie par l'application de la machine à coudre et à border les souliers.

72. Suivons l'adolescent sorti des classes ; nous le voyons entrer dans les carrières libérales, les ateliers, les manufactures, les usines, etc.

73. Les adolescents qui se destinent à la prêtrise ont à suivre la règle rigide du grand Séminaire; ils demeurent dans un établissement situé près de la mer, voisin des décharges publiques et de plusieurs fabriques; ils logent dans des cellules mal aérées, ils consacrent leurs journées à des études abstraites fort pénibles, pendant six heures continues ; matin et soir ils étudient ou ils méditent assis, ou à genoux ; entre midi et une heure, et de huit à neuf heures, pour toute récréation, ils se promènent dans des cours peu vastes. Une telle contention d'esprit, une station forcée aussi prolongée, un excercice corporel si limité, favorisent

les congestions-splanchniques et les troubles digestifs,
à cet âge de vigueur ; aussi presque tous les sémina-
ristes ont durant leurs cours d'études des épistaxis, des
hémoptysies, des fièvres gastriques, etc. Un nouveau
grand Séminaire va être construit; les cellules y seront
plus grandes et mieux aérées ; pour diminuer autant
que possible les chances morbides, il faudrait encore
que les classes fussent fréquemment entrecoupées de
courtes récréations (un quart pour deux heures);
que chaque semaine, deux après-midi fussent consa-
crées à des promenades lointaines, enfin que pendant
les récréations les élèves fussent exercés à la gym-
nastique.

74. A l'École de médecine, les cours se font dans
une seule salle dont l'atmosphère est viciée par les
émanations cadavériques provenant, soit de l'amphithéâtre des autopsies, qui lui est contigu, soit des
sujets destinés aux démonstrations. Toutefois, les étudiants séjournant à peine quelques heures dans cette
salle, leur santé n'en paraît pas affectée.

75. L'amphithéâtre d'anatomie est bien établi, convenablement aéré, éclairé et chauffé par deux poêles
durant les grands froids ; il est à regretter qu'on n'ait
pas, suivant la méthode de Darcet, ventilé et désinfecté
les tables de dissection, qui sont en pierre. Comme il
est abondamment pourvu, on enlève les cadavres dès

que la putréfaction commence à s'en emparer, et on a
soin de ne pas livrer aux élèves les sujets morts de maladies contagieuses.

Néanmoins, les étudiants qui fréquentent assidû-
ment la salle de dissection sont atteints quelquefois
de dyspepsie, de diarrhée, de céphalalgie, et, s'ils per-
sistent à travailler, ils ne tardent pas à être pris de la
maladie fébrile que voici :

Au sortir de la salle de dissection, céphalalgie vio-
lente, souvent limitée au front ; sentiment de lassitude
générale, de courbature; chaleur âcre à la peau, sécheresse et empâtement de la bouche, rapports nido-
reux ; borborygmes, diarrhée fétide, inappétence,
somnolence, rêvasseries ou cauchemars. Au deuxième
ou au troisième jour, urines foncées en couleur, sentiment de torpeur à la peau, sueurs abondantes, d'une
odeur putride fort prononcée, à la suite desquelles la
maladie est jugée et la santé ne tarde pas à revenir
florissante.

La nature miasmatique de la cause productrice de
cette fièvre est évidente ; les boissons aromatiques,
amères et chaudes favorisent et hâtent la guérison ;
mais si, au contraire, les sueurs sont insuffisantes, la
faiblesse augmente, les forces sont détruites, et sans
doute les affections dites *fièvres typhoïdes*, si communes chez les étudiants après quelques mois de médecine, reconnaissent pour origine la maladie que je
viens de signaler. Je m'étonne de ne pas la trouver

décrite d'une manière spéciale, car j'en ai subi deux
fois les atteintes, alors que je disséquais avec ardeur
pour me préparer au concours de l'internat, et j'ai eu
depuis l'occasion de la traiter avec succès par l'infusion
chaude et chargée de Germandrée-petit-chêne (*Teu-
crium chamœdrys*) chez trois de mes collègues.

Enfin, je ne citerai que pour mémoire le danger des
blessures anatomiques, remarquables surtout par la
lenteur de leur cicatrisation et leurs effets tardifs sur
le système des vaisseaux lymphatiques.

L'association des idées me pousse à parler ici des
hôpitaux, source non moins certaine que l'amphithéâtre, de maladies, pour ceux qui les fréquentent.

76. L'Hôtel-Dieu, fondé au XIIᵉ siècle, connu sous
le nom d'Hôpital-Général-du-Saint-Esprit, reconstruit
en partie en 1754 par Mansard, contient actuellement
deux services de fiévreux, deux services de blessés,
un service de vénériens. Les fiévreux sont placés dans
des salles provisoires, laissant beaucoup à désirer
au point de vue des plafonds qui ne sont pas lam-
brisés, des fenêtres qui ne sont plus sur leurs dormants. Les fiévreuses sont placées dans la vaste salle
de Sainte-Élisabeth, qui contient 109 lits bien espacés,
le plafond est fort élevé; malheureusement l'air et le
jour viennent presque d'un seul côté et par des fenêtres
dont la menuiserie vermoulue devrait être remplacée.
En outre, vers son milieu, la salle des fiévreuses

communique avec celle des varioleuses par une large
porte toujours ouverte. Or, si une varioleuse est ap-
portée de la ville dans la salle, quatre ou cinq jours
après un ou plusieurs cas de variole se déclarent ordinairement chez les fiévreuses qui occupent les lits
voisins de ladite porte. En moins de trois mois, j'ai
recueilli 9 cas de variole contractée dans la salle Sainte-
Élisabeth. Plusieurs des femmes contaminées avaient
été vaccinées et ont eu de simples varioloïdes; deux,
non vaccinées, sont mortes de variole confluente. Ces
faits démontrent combien est téméraire et blâmable la
conduite des personnes qui, attachées à la lingerie,
traversent plusieurs fois par jour la salle des varioleuses
sans nécessité, pour se rendre à leur atelier, et, laissant ouverte la porte de communication, permettent au
linge de condenser les miasmes et les croûtes viru-
lentes. Espérons que l'administration éclairée ordon-
nera d'urgence le transférement de la salle des varioleuses.

Les blessées sont placées dans de petites salles provisoires, aussi mauvaises que celles des fiévreuses. Les
blessés occupent la salle Saint-Louis, située au-dessus
de la salle Sainte-Élisabeth, bien aérée, bien éclairée
par deux rangées de fenêtres, dont la menuiserie délabrée donne un accès trop facile aux vents coulis;
les lits, au nombre de 108, sont bien espacés, le
parquet ciré. J'ai dit plus haut l'influence qu'avait
exercée ce cirage sur les constitutions épidémiques de

la salle. L'érysipèle et la pourriture d'hôpital y sont rares, l'infection purulente plus commune. On manque, à l'Hôtel-Dieu, d'un local convenable où l'on puisse isoler certains opérés. L'amphithéâtre d'opérations des blessés et celui des blessées sont bien construits, bien aérés, bien éclairés; l'administration du chloroforme n'y a jamais eu de suites funestes, et cependant les amputations, les résections,......y sont fréquemment faites, l'Hôtel-Dieu recevant chaque jour des ouvriers gravement blessés, qui proviennent des nombreux chantiers de construction, des usines, des fabriques, des manufactures, etc.

Vers le milieu de la salle Saint-Louis s'ouvre la salle Saint-Roch, ou des vénériens, contenant 36 lits. Elle est bien éclairée, bien aérée, mais le parquet en est lavé, et dans le coin du fond, à gauche, sont des lieux mal disposés, mieux ventilés depuis quelque temps. Avant qu'on eût modifié ces latrines, les malades couchés dans les lits avoisinants étaient, quelques jours après leur entrée, pris de céphalalgie, de vertiges, et présentaient tous les symptômes d'un embarras gastrique, dont on ne triomphait que par le déplacement du vénérien. A présent, la salle est moins infectée et les conséquences des émanations moins méphitiques.

Les vénériennes occupent les mansardes, galetas, qui ont reçu la destination actuelle depuis quelques années seulement, mais l'esprit d'humanité d'une ad-

ministration bienveillante ne permet pas de les faire
servir encore longtemps à cet usage ; elles sont privées de lambris, mal éclairées par des fenêtres dont
les panneaux ne peuvent joindre ; on lave le parquet à
grande eau, et il en résulte des vapeurs humides malsaines ; le soleil les échauffe démesurément en été,
et le froid y est des plus sensibles en hiver. Les mansardes ont le grand avantage de garantir la salle des
blessés contre l'intempérie des saisons : on pourrait les
utiliser comme séchoirs pour l'hiver (les hôpitaux de
Marseille n'ont pas de séchoir couvert) ; mais on ne
doit pas y maintenir des malades, quelle que soit la
particularité de leur maladie.

Les dépendances de l'Hôtel-Dieu méritent peu une
mention spéciale ; on construit une pharmacie, on
achève une salle de bains et de douches, la cuisine est
pourvue de fourneaux économiques ; mais les convalescents sont réduits à se promener sur des galeries
où le soleil empêche d'aller en été, et où souvent le
service des salles oblige de déposer des linges, des ma-
telas sales, etc.

77. L'hôpital de la Conception, nouvellement élevé,
mis en activité depuis 1858 seulement, est malheureusement situé dans un fond et bâti sur un sol argileux. Un
corps central de logis reçoit la plus grande partie du
personnel attaché à l'établissement; de quatre pavillons
séparés par des cours, trois contiennent chacun trois

salles, le quatrième sert de couvent aux sœurs hospitalières de Saint-Augustin. Quatre autres pavillons seront construits sur le même modèle ; on les destine à recevoir les sections d'allaitement et de la maternité. Ces huit pavillons et une église faisant face au corps de logis, réunis par des galeries, circonscriront un vaste jardin central où l'on a fait déjà quelques plantations. Chaque salle est éclairée par seize fenêtres et contient trente lits. Les plafonds manquent un peu d'élévation, cependant l'aération paraît suffisante ; les latrines, situées dans le fond, ne sont pas assez ventilées ; et, bien qu'on ait eu le soin de les reléguer derrière une pièce contiguë, elles infectent encore les salles. Le rez-de-chaussée, exhaussé de 50 centimètres à 1 mètre au-dessus du sol, est fort humide, condition qui a sans doute favorisé le développement de la pourriture d'hôpital, lors du retour des troupes d'Italie [1].

La galerie du rez-de-chaussée est vitrée, et, lorsqu'elle sera terminée, les convalescents pourront y goûter la douce chaleur du soleil pendant l'hiver.

Les salles sont d'ailleurs chauffées par circulation d'air chaud, suivant le système de MM. S. Joanis et Devèze.

Les dépendances de l'hôpital de la Conception sont séparées des pavillons et disposées en partie sur deux

[1] Époque à laquelle l'hôpital de la Conception reçut les *Autrichiens* et les Français évacués de Gênes, etc., sur Marseille.

ailes contiguës à la bâtisse principale ; on y trouve une fort belle cuisine, les dépenses, les bains, les réfectoires, les infirmeries, etc. ; la pharmacie et la lingerie, admirablement tenues, sont placées dans le corps central de logis. La buanderie et le séchoir sont isolés et à gauche de l'établissement, le linge est lavé à la potasse et à la vapeur, très-économiquement.

La salle d'opérations en construction sera séparée des pavillons, et des lits pour les opérés graves seront placés dans des chambres voisines.

A cet hôpital, ainsi qu'à l'Hôtel-Dieu, dans les principaux services, on a remplacé les paillasses par des sommiers élastiques, amélioration importante, si ces derniers sommiers méritaient bien leur épithète qualificative !

78. J'ai déjà parlé plus haut des sections d'allaitement, de la maternité et des enfants-trouvés ; l'hôpital de la Charité contient encore des salles nombreuses destinées aux vieillards, aux galeux et aux infirmes ; les unes ne sont pas lambrisées, d'autres sont mal aérées, toutes sont infectées par les vapeurs des usines voisines, spécialement par celles d'une raffinerie de sucre, et par les émanations méphitiques d'un dépôt d'immondices situé près la rue Tyrons.

Les dépendances de la Charité sont dans les mêmes conditions de délabrement que l'hôpital ; je citerai entre autres la buanderie ; le linge de l'Hôtel-Dieu et

6

celui de la Charité y sont lavés, les perchoirs sur lesquels on pose les pièces à égoutter sont si mal placés, que les jeunes filles des hospices, pour mettre le linge à l'égouttoir, sont obligées de s'inonder, ce qui en hiver peut occasionner des douleurs rhumatismales.

Sans entrer ici dans le détail du régime alimentaire des hospices civils, qu'il me soit permis de faire ressortir que les pauvres convalescents demeurent à jeun jusqu'à dix heures du matin, quoique leur dernier repas ait eu lieu la veille à quatre heures du soir! Certainement, les malades graves reçoivent du bouillon pendant ce long intervalle; mais lorsqu'on se relève d'une maladie sérieuse, n'a-t-on pas davantage besoin de nourriture humide, réparatrice et substantielle, et est-ce le cas, sans retarder son rétablissement complet, de faire supporter au corps du valétudinaire dix-huit heures d'abstinence?

79. L'asile des aliénés est en dehors de la ville, de l'autre côté du Jarret; récemment construit, il ne laisse rien à désirer au point de vue de l'hygiène et de la salubrité; des cours, des jardins, une campagne, l'heureuse disposition des chambres, des salles, les vastes dépendances de l'établissement, permettent de le considérer plutôt comme une maison de santé que comme un hospice.

80. L'hôpital militaire, situé sur les hauteurs de la

rue Lodi, a des salles vastes, bien aérées, chaque malade dispose d'environ 40 mètres cubes d'air ; les convalescents peuvent se promener dans un jardin, une
vaste cour et une galerie couverte ; mais on voit avec
peine des usines et des fabriques nombreuses s'élever
dans des lieux rapprochés, et altérer l'atmosphère par
leurs fumées et leurs vapeurs.

81. Un rapport fait en 1858 par MM. les Médecins
militaires, a attiré l'attention des autorités sur les
mauvaises conditions hygiéniques des casernes de Marseille : presque toutes ces casernes sont placées dans
les vieux quartiers, encombrées, insuffisantes et mal
aérées. Une somme de 8 millions a été affectée à la
construction de trois casernes monumentales, qu'on
élève aux portes de la ville.

82. Lorsque, pendant les fortes chaleurs de l'été, le
public se précipite dans le palais de Justice pour y suivre quelque procès remarquable, l'étroitesse des salles,
l'insuffisance de l'aération, causent souvent des syn-
copes graves ; bientôt un palais nouveau, beaucoup plus
vaste, permettra à la foule de venir, tout à l'aise, écouter
l'orateur.

83. Les prisons de Marseille vont être reconstruites,
dès-lors les vices dus à la vétusté de ces établissements,
à leur défaut d'aération, etc., disparaîtront. La prison

cellulaire du boulevard Chave donne une idée des améliorations introduites dans ces constructions nouvelles :
les chambres des prisonniers y sont bien disposées ;
l'air et la lumière y arrivent en abondance. Pendant
le jour, la population travaille dans des ateliers fort
bien tenus ou prend ses récréations dans des cours
spacieuses ; enfin, une société de dames enflammées
d'un noble zèle et poussées par les sentiments huma-
nitaires les plus louables, veille attentivement à ce que
la nourriture soit bonne et les objets de lingerie proprement tenus.

A la suite de ces établissements publics il faut placer
les nombreux établissements privés où, dès l'âge adulte,
travaille tout le jour et reste quelquefois la nuit un
nombre considérable de Marseillais, et examiner les
conditions hygiéniques de ces divers lieux d'industrie,
de leur personnel et l'influence qu'ils exercent sur les
habitations voisines.

84. Les fabriques d'allumettes sont assez nombreuses à Marseille, on s'est efforcé de les parquer
vers les limites de l'octroi ; les rapports du conseil
d'hygiène prouvent que rarement on a autorisé l'exploitation de ce genre d'industrie dans des centres populeux. La fabrication des allumettes en cire a pris dans
notre ville un développement remarquable ; un honorable industriel, M. Roche, s'est servi d'un moyen fort
ingénieux pour prévenir le danger d'incendie : il a dis-

posé ses cadres la partie inflammable en bas, de sorte
que si l'allumette prend feu, elle ne tarde pas à s'é-
teindre par l'écoulement naturel de la cire fondue à l'occasion de la combustion. Les précautions prises pour
la manipulation des pâtes phosphorées ont mis les
ouvriers à l'abri des nécroses et des accidents graves
d'intoxication auxquels ils étaient exposés auparavant.

85. Les amidonneries nombreuses que Marseille
possède, sont pour la plupart placées au milieu d'îles
populeuses; les émanations fétides qui résultent de la
macération et de la fermentation des grains, incommo-
dent toujours le voisinage, mais elles n'occasionnent
aucune maladie, et les ouvriers eux-mêmes, qui passent
leur vie devant les jarres emplies d'un magma infect, ne
sont même que rarement éprouvés dans les débuts de
leur profession. Mais si les eaux des amidonneries
étaient laissées stagnantes ou jetées sans précaution
sur la voie publique, elles deviendraient une cause
puissante d'affections à caractères putrides ou malins.

86. Des incendies fréquents ayant eu lieu dans des
ateliers d'artificiers, à quelques années d'intervalle, le
conseil d'hygiène des Bouches-du-Rhône a, par l'or-
gane de M. le docteur Rampal, posé les conditions
générales suivantes dans l'intérêt de la sûreté publique : « 1º Aucun dépôt d'artifices ne pourra avoir lieu
dans une maison habitée à l'intérieur de la ville; —
2º tout atelier d'artificier devra être isolé, non-seule-

ment de toute maison d'habitation voisine, mais encore de celle habitée par l'industriel lui-même ; — 3° l'atelier sera divisé en petites pièces, pouvant à peine contenir deux ouvriers ; — 4° ces pièces seront construites en maçonnerie légère et isolées les unes des autres par un intervalle de 0^m,50 au moins ; — 5° il y aura une pièce isolée où seront déposés les poudres, le soufre, les chlorates, et généralement toutes les matières inflammables et explosibles employées dans cette industrie ; — 6° il y aura également une pièce isolée où seront déposées les poudres préparées ; — 7° ces deux pièces seront fermées à clé, et celle-ci ne sera dans aucun cas laissée à la disposition des ouvriers ; — 8° l'établissement dans son ensemble sera placé au centre d'un carré de terrain clos de toutes parts par un mur élevé de 2 mètres, et ayant 100 mètres de côté »
(*Rapport cons. hyg.*, pag. 33, 1855-1859.)

87. Les quelques brasseries de bière de Marseille, par leurs émanations et leurs fumées, peuvent incommoder les habitants des maisons voisines, mais elles ne causent aucune maladie, les brasseurs ayant soin de ménager aux eaux de service un écoulement facile, de déposer la drèche sous des hangards à claire-voie et de la faire enlever sous un bref délai.

88. Les fabriques de colle-forte donnent des eaux chargées de matières animales et partant putresci-

bles ; mais les procédés nouveaux mis en usage dans
les fabriques de MM. Roumieu et Consolat obvient à
cet inconvénient.

89. Les dépôts d'engrais, de fumiers, de balayures,
sont actuellement éloignés des habitations, placés en
dehors des limites de l'octroi, et les conditions suivantes sont imposées aux demandeurs : « 1° désin-
fecter les matières fécales dans les fosses d'aisance et
les transporter au moyen de tonneaux hermétiquement fermés ; — 2° déposer les matières dans des
fosses recouvertes de hangars et les couvrir de charbon,
afin d'éviter toute odeur désagréable ; — 3° construire
les fosses destinées à recevoir les matières fécales en
maçonnerie et les cimenter de façon à empêcher les
liquides de filtrer à travers les terres et d'infecter les
puits et citernes ; — 4° vider les tonneaux, ou tinettes,
de minuit à quatre heures du matin seulement ; —
5° déposer dans des hangars , et à l'abri de l'humidité, les matières converties en engrais ; — 6° faire
transporter les eaux vannes aux décharges publiques. »
Le teint blafard, la prédisposition à la suppuration
sont remarquables chez les journaliers occupés à ce
genre de travail.

90. Les chantiers d'équarrissage ont toujours été
placés loin de la ville, et les précautions les plus minutieuses ont été prises pour sauvegarder la santé pu-

blique. Je citerai, comme exemple, les conclusions
suivantes d'un rapport de MM. Bertulus, Chaudoin
et Aubin, au sujet d'un établissement de ce genre créé
aux Goudes par M. Tardieu:

« 1° Les hangars seront entourés d'un mur de clôture, pour que les animaux encore en vie ne puissent
s'échapper. — 2° Les animaux seront emmenés dans
des voitures couvertes et disposées de telle sorte qu'aucun liquide ne puisse se répandre sur la voie publique.
— 3° Le lieu où les animaux seront abattus et équarris,
sera dallé en pierres froides ou recouvert en plomb,
de manière à ce que tous les liquides puissent s'écouler
dans une grande cuve, où ils seront désinfectés par du
sulfate de fer, de zinc, ou par de l'hydrochlorate de
manganèse, et puis absorbés par du noir animal
végétal ou du schiste. — 4° Le contenu des intestins
pourra, seul, être jeté dans le cloaque destiné au fumier. — 5° Les peaux, préalablement imprégnées de
pyrolignite de fer, seront séchées à l'étuve et jamais à
l'air libre, ou bien elles seront immédiatement livrées
au tanneur. — 6° L'atelier contiendra deux chaudières
en fonte de la capacité de 1000 à 1200 litres, avec un
appareil de condensation, le tout hermétiquement clos,
de manière à ce qu'aucune vapeur ou gaz ne puisse se
répandre à l'extérieur. Le dernier tonneau de l'appareil condensateur aura un tube qui conduira au
centre du foyer commun, pour y être brûlés, les gaz
ou vapeurs qui n'auront pas été dissous dans l'eau. —

7o Les cylindres en fonte pour la calcination seront en assez grande quantité pour suffire aux besoins. Chaque cylindre sera disposé de telle sorte qu'il puisse conduire dans un appareil à condensation semblable à celui des chaudières, les gaz produits, sans en laisser échapper au dehors la moindre quantité. — 8o La coction terminée, les appareils devront être complètement refroidis avant qu'on en retire les matières solides ; les os seront séchés et les viandes, quand elles ne seront pas soumises à la calcination, seront desséchées à l'étuve pour être mises en tourteaux. Les bouillons pourront être amenés à la mer, vu sa proximité, par un conduit bien encaissé, afin qu'aucune odeur ne puisse se répandre à l'extérieur. — 9° Il y aura toujours dans l'atelier assez d'eau pour suffire au lavage réitéré du sol où seront équarris et déposés les animaux. Ledit sol, après le lavage, sera constamment recouvert d'une couche de chaux mêlée avec du noir, pour absorber les gaz produits par les matières azotées qui pourraient rester. — 10° Dans les cas où des animaux morts depuis assez de temps pour répandre des odeurs cadavéreuses arriveraient à l'atelier, tous les moyens de salubrité et de sécurité devront être pris; ils seront immédiatement soumis à la calcination, et, pour que cette calcination soit réellement immédiate, il devra toujours y avoir un certain nombre de cylindres en réserve prêts à fonctionner. » (*Rapp. cons. hyg.*, pag. 59, 1851-1855.) Les ouvriers qui travaillent dans ces chantiers d'équarrissage sont peu nombreux, mais soumis aux mêmes maladies que ceux qui fréquentent les amphithéâtres de dissection, et aux affections contagieuses, telles que bubons, morve, etc.

91. Les fabriques de suif d'os étaient considérées comme incommodes, parce que l'entassement occasionnait de mauvaises odeurs, appelait des vers nombreux et que le dégraissage infectait les eaux. Un honorable industriel, M. Abel, a assaini cette fabrication par le procédé suivant : Un foyer fixe, avec son générateur, est chargé de communiquer la chaleur à quatre chaudières à double fond, de la contenance d'environ cent litres d'eau chacune. Les chaudières sont fermées hermétiquement pendant l'opération et munies d'une soupape. Un panier percé en grilles reçoit les os, on le place dans la chaudière et, lorsque l'ébullition a dépouillé les os de tout leur suif, on sort le panier et on le jette dans une cloche fermée, où on le laisse jusqu'à son entier refroidissement ; les eaux chargées de matières grasses sont, à l'aide d'un tuyau, conduites dans une chaudière fermée que l'on évapore jusqu'à consistance gélatineuse. Cette gélatine sert à fabriquer de la colle-forte, et la vapeur d'eau est utilisée pour chauffer un autre appareil.

92. Il existe en ville plusieurs raffineries de soufre qui fonctionnent suivant les conditions voulues, et

:d'où cependant s'échappent des émanations incommodes d'acide sulfureux. La tendance des ouvriers raffineurs aux maladies de la peau et surtout aux acnés, est remarquable ; c'est un fait d'observation vulgaire chez eux.

93. La salpêtrière est placée dans des conditions hygiéniques excellentes ; les diverses opérations s'y font dans des pièces vastes et bien aérées ; la santé des ouvriers ne laisse rien à désirer. Les habitants du voisinage ne sont nullement incommodés par cet établissement modèle.

94. Les usines métallurgiques se multiplient aux environs de Marseille : l'affinage, l'alliage, la coupellation du plomb ont pris surtout un grand développement depuis que les mines d'Afrique sont exploitées avec ardeur. Les faits démontrent qu'on ne saurait trop se précautionner contre les émanations délétères de telles usines, et l'insalubrité des métiers de fondeur, d'affineur, etc., est bien connue ; mais je désire attirer l'attention sur un fait important et que je ne sais pas avoir été signalé : *Dans les usines métallurgiques à plomb situées près de la mer, l'intoxication saturnine est plus rapide et plus fréquente que dans celles qui sont confinées au milieu des terres.* De 1857 à 1861, j'ai relevé, dans les hôpitaux de Marseille, 286 cas de coliques saturnines ; 52 ont été fournis par des fon-

deurs, des affineurs, des journaliers, travaillant dans
trois usines confinées au milieu des terres :

Prado..................... 12
Rouet..................... 26
Septèmes................. 14

tandis que 234 proviennent des cinq usines placées
dans le voisinage de la mer :

Saint-Louis................ 128
Montredon................. 42
Endoume.................. 22
Escalette.... 26
Goudes................... 16

et le personnel de ces cinq usines réunies ne dépasse
pas de beaucoup, d'après les informations que j'ai pu
prendre, celui des trois autres établissements.

J'ai recherché après combien de temps l'intoxication
survenait, et j'ai trouvé, après un mois de travail :

5 cas au Prado.
5 cas aux Goudes.
20 cas à Saint-Louis.

Après trois mois de travail :

55 cas à Saint-Louis.
20 cas à Montredon.
5 cas à l'Escalette.

Après six mois de travail, la proportion morbide
est à peu près la même dans les diverses usines.

D'où vient donc cette plus grande prédisposition

pour les ouvriers des usines voisines de la mer? Sans
doute l'air marin, la poussière aqueuse et saline, facilitent l'absorption, convertissent les parcelles micros-
copiques de plomb en chlorure (les corps ayant plus
d'affinité lorsqu'ils sont divisés à l'infini), et le sel
formé, introduit dans le torrent de la circulation, ne
tarde pas à y manifester sa présence par des troubles
spéciaux. La conséquence pratique de ce fait est facile
à déduire : dorénavant il faudrait autant que possible
éloigner des bords de la mer les usines à plomb.

95. Les usines pour le travail de la fonte et du fer,
les forges, donnent des fumées, occasionnent du bruit,
et sont, vu ces deux causes, incommodes pour le voisinage ; les ouvriers qui travaillent dans ces grands
ateliers jouissent d'une santé florissante, le développement de leur système musculaire est remarquable, ils
fournissent les exemples les plus frappants du tempérament athlétique des anciens, mais les accidents trau-
matiques fréquents abrégent la durée de leur vie commune.

96. Les raffineries de sucre ont à Marseille acquis
une importance notable; les pains de la fabrique de
M. Grandval sont surtout remarqués à juste titre, soit
à cause de leur qualité supérieure, soit à cause du
chiffre de production annuelle, qui s'élève à 35 millions
de kilogrammes. L'établissement, placé sur le boule-

vard des Dames, occupe une très-grande superficie de terrain, la bâtisse est des mieux ordonnées, les salles sont vastes, aérées et éclairées aussi bien que possible. Les ouvriers sont tous des hommes vigoureux, et ne perdent rien de leurs forces dans l'établissement; mais ils maigrissent sous l'influence de la chaleur extrême (50° à 60°) qu'ils sont obligés d'endurer dans les étuves, et pour diverses opérations de raffinage; l'élévation de température excite chez eux la sécrétion des sueurs, ce qui les force à boire beaucoup; et si l'eau n'est pas bonne, si elle est trop froide, etc., ils sont pris souvent de coliques, de diarrhées, de dysenteries.

Je me suis demandé si les ouvriers raffineurs ne se raient pas sujets à une espèce particulière de glucosurie : la soif excessive, l'amaigrissement, les troubles digestifs donnaient quelque valeur à cette hypothèse; j'ai donc essayé avec la liqueur de Frommertz l'urine de dix raffineurs pris au hasard : trois fois la coloration rougeâtre caractéristique m'a démontré la présence du glucose; mais l'un des ouvriers était fort gras, l'autre amaigri ; le troisième, quoique n'ayant pas un embonpoint remarquable, jouissait d'une excellente santé. Quelles conclusions tirer de trois faits aussi dissemblables, si ce n'est que la veine découverte mérite de fixer l'attention des médecins hygiénistes? J'espère sous peu pouvoir agir sur un plus grand nombre d'individus, et je me hâterai de faire connaître les résultats de ces expériences, qui promettent de devenir intéressantes.

Le passage de l'air chaud à l'air froid est pour eux l'occasion de catarrhes fréquents pendant l'hiver; enfin, d'une manière générale, on peut dire qu'ils sont sujets à toutes les maladies qui proviennent d'un excès de chaleur. Notons surtout ce fait digne de remarque, et que je dois à la courtoisie de M. Grandval : *Parmi les nombreux ouvriers de la raffinerie, pas un, durant les épidémies de 1849 et 1854 n'a eu le choléra.*

La raffinerie de MM. R.... et B.... est située au milieu de quartiers populeux, elle en trouble l'atmosphère par ses fumées et ses vapeurs, elle en modifie la température par l'excédant de chaleur qu'elle déverse, elle est mal éclairée. Je n'ai pu pénétrer dans son intérieur, mais j'en ai vu sortir des ouvriers amaigris et pâles, qui tout d'abord ne se plaignaient d'aucune maladie spéciale. Cependant, par une interrogation plus pressante, je suis parvenu à découvrir que les ouvriers nouveaux dans les raffineries éprouvaient un certain plaisir à manger *des croûtes des chaudières*, c'est-à-dire la partie du sirop brûlée par l'excès de chaleur des parois de la chaudière. Ils en tiennent souvent à la bouche, il leur semble que ce *caramel* apaise leur soif; mais bientôt un sentiment d'ardeur à la gorge les oblige à boire outre-mesure, des crampes d'estomac, puis des borborygmes, enfin du ténesme, surviennent; les selles glaireuses et sanguinolentes, la difficulté de miction, quelquefois l'hématurie, sont la conséquence de l'absorption du *sucre brûlé* qui vient

aider puissamment les conditions du milieu : l'excès
de chaleur est en effet un altérant énergique, le caramel est d'autre part une substance déliquescente,
très-avide d'eau, essentiellement excitante ; le développement des accidents morbides étant sollicité par
deux causes aussi fortes, ne peut tarder. Chez M.
Grandval, rien de semblable, parce que, par un procédé ingénieux, cet honorable industriel empêche la
formation des *croûtes de chaudière*.

97. Les fabriques de chandelies seraient peu incommodes, si les fabricants ne s'y livraient en même
temps au dégrappage du suif en branches. Cette dernière partie de la chandellerie occasionne des émanations nauséabondes provenant de la décomposition des
corps gras à feu nu. Les habitations voisines sont
dès-lors fortement incommodées et exposées à l'incendie ; aussi voit-on avec plaisir la translation des fabriques de chandelles hors la ville s'effectuer graduelle-
ment. On remarque l'embonpoint de bien des ouvriers
en chandellerie, leur teint blafard ; mais on ne signale
aucune maladie spéciale à cette classe d'artisans.

98. Les émanations des tanneries n'ont rien d'insalubre ; mais elles sont fort incommodes, et pour cette
cause on devrait les tenir éloignées de la ville, avec
d'autant plus de raison que l'emmagasinage des
peaux, leur transport à travers des quartiers populeux,

leur séjour sur les quais, sont contraires aux bonnes
règles de salubrité publique. En effet, souvent quelques-unes de ces peaux sont contaminées ; or, si on les
laisse exposées au milieu des rues, les insectes y vien-
dront butiner et des habitants pourront être malheureusement piqués. Le charbon est fréquent chez les
tanneurs et les portefaix.

99. Les magasins de chiffonniers sont de véritables
foyers d'infection contre lesquels M. le professeur Pirondi s'est élevé avec force (*Rapp. au Conseil d'hygiène*, pag. 88; 1855-1859). En temps d'épidémie
surtout, cet entassement de hardes, de haillons salis
par les matières fécales, de chiffons imprégnés de pus,
est une cause puissante de propagation du mal ; les
faits le prouveront surabondamment lorsque, dans le
cours de cette thèse, je m'occuperai des derniers choléras. En été, les matières organiques mêlées à ces
chiffons fermentent et occasionnent des émanations évi-
demment insalubres : les chiffonniers eux-mêmes souffrent de cet état de choses ; les maladies de la peau,
les affections contagieuses sont communes chez eux ;
ils sont adonnés à la boisson par nécessité plutôt que
par habitude ; ils cherchent dans l'excitation alcoolique
un remède contre l'anémie et la cachexie, que j'appellerai volontiers miasmatique. Dans l'intérêt de la
salubrité publique, dans l'intérêt même des chiffonniers, il faudrait donc n'autoriser l'emmagasinage des

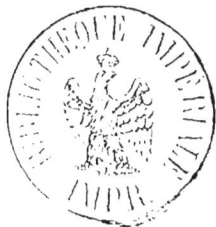

7

chiffons qu'à la campagne, dans des lieux bien aérés,
où, sans gêne pour les voisins, le triage pourrait être
fait à l'air libre.

100. La préparation des crins est une industrie
nouvelle à Marseille ; d'après les rapports du Conseil
d'hygiène, elle date de 1858 seulement, et déjà des
ateliers nombreux sont en activité dans les divers
quartiers de la ville ; on s'y livre au travail du crin
sans fermentation, au triage, au peignage, à la filature
et au détordage. Les habitants ne souffrent aucune-
ment du voisinage des ateliers, mais les ouvriers cri-
niers sont sujets à des maladies que Patissier (*Traité
des mal. art.*, 1822, pag. 242), et Ibrelisle (*Comptes-
rendus de la Soc. de Metz*, 1844, pag. 48), ont parfaitement décrites. La poussière du crin leur occasionne des affections pulmonaires, les crins des animaux
morts de maladies contagieuses peuvent servir de véhicule au principe morbide. Enfin, M. A. Tardieu,
dans ses recherches sur l'identité a reconnu : « que
l'artisan occupé à peigner le crin présente à la main
droite, autour de laquelle s'enroulent le crin et la
poignée qui le retient, un gonflement et une rougeur
limitée qui se remarquent à la face dorsale au niveau
des quatrième et cinquième métacarpiens. Il n'est pas
rare de trouver en même temps une enflure assez
considérable des jambes, et surtout de la gauche, qui
supporte tout le poids du corps, la droite étant portée

en avant et demi-fléchie, comme dans certaines posi-
tions de l'escrime. »

101. Les chapelleries ont deux grands inconvénients : après la teinture du feutre, une poussière noire
s'en dégage par le battage ; les cuves occasionnent des
buées d'une odeur désagréable, aussi les habitants
sont-ils fortement incommodés par le voisinage de ces
ateliers, et les ouvriers qui ont de la tendance aux
maladies de poitrine ne peuvent exercer longtemps
le métier sans dépérir.

102. Les buanderies sises dans l'intérieur de la
ville laissent beaucoup à désirer ; les eaux de plusieurs
d'entre elles ne s'écoulent que lentement et vont former des mares dont les effets délétères, dans les vieux
quartiers surtout, ne peuvent être niés ; il est à regretter que l'on n'ait pas encore établi dans Marseille
des lavoirs publics et gratuits, comme il en existe à
Paris, à Lyon, à Montpellier, d'autant plus que les
buandières sont toutes ici logées hors la ville, et que
le prix du blanchissage est fort élevé.

103. Les grands lavoirs à laine, éloignés avec soin
des centres, n'occasionnent aucune incommodité, parce
que leurs eaux de lavage s'écoulent facilement et que
les séchoirs sont disposés dans des cours séparées des
maisons voisines.

104. Les savonneries, dont le nombre est considérable à Marseille, ne sont pas insalubres par elles-mêmes, mais leur situation au milieu des quartiers populeux ne devrait pas être autorisée, car les résidus liquides produisent au loin des infiltrations qui vicient les terrains à de grandes distances. Les eaux des puits de la rue Sainte, par exemple, et des rues adjacentes contiennent des sels de soude, des sulfures, etc., qui les rendent impropres aux usages domestiques; une seule fabrique ayant été établie à la partie haute de la rue Montaud, une expertise a démontré au Conseil d'hygiène « que les terrains étaient, sur un rayon fort étendu, imprégnés de sels alcalins provenant de la savonnerie et que les eaux étaient sensiblement viciées. » En outre, des émanations désagréables s'échappent des buées et surtout des résidus solides que le commerçant conserve dans sa fabrique pendant plusieurs jours et qui occasionnent des préjudices longuement signalés plus haut, lorsqu'on les emploie pour former des remblais. Pour ces diverses causes, on voit avec plaisir le Conseil d'hygiène des Bouches-du-Rhône émettre un avis défavorable toutes les fois qu'il s'agit de créer une savonnerie dans une terre vierge de cette industrie. Les ouvriers des savonneries ne sont sujets à aucune maladie spéciale; les chutes dans les cuves d'huile auxquelles ils sont exposés, ont fait proposer par Darcet un appareil de suspension ingénieux; il n'est pas employé à Marseille.

105. Les huileries sont incommodes, à cause des fumées et des odeurs nauséabondes qu'elles répandent, mais elles ne sont pas insalubres; aucun des ouvriers nombreux qui y travaillent, au dire des industriels, n'a été atteint du choléra. Il en a été de même pour les journaliers occupés à soutirer l'huile déposée dans les *piles*. Ces derniers, lorsque les *piles* ont été vidées et que des tonneaux nouveaux doivent être déversés, y descendent pour en nettoyer les parois avec des instruments appelés en provençal *radassoueiro ;* mais souvent ces *piles* sont remplies de gaz hydrocarbonés et l'ouvrier asphixié serait voué à une mort certaine, si on n'avait eu la précaution de lui ceindre le corps d'une corde à l'aide de laquelle on le retire rapidement du milieu méphitique.

106. Je m'étonne de ne trouver, ni dans le décret du 15 octobre 1810, ni dans les rapports du Conseil d'hygiène, ni dans le dictionnaire de M. A. Tardieu, aucun détail sur la *vannerie* ou la *cannisserie ;* il n'est cependant pas de maison que l'on construise dans le midi sans *lambris en roseaux*, sans *cannisses ;* et la confection de ces *cannisses* exige l'accumulation d'une grande quantité de matière première. Il y a là un chapitre oublié par les autorités qui veillent à la sûreté publique ; néanmoins, le nombre considérable de bâtisses qu'on élève annuellement à Marseille, y a fait acquérir à la *cannisserie* un fort développement.

Il suffit de se transporter à la rue d'Oran, entre autres, pour y voir deux grands établissements où sont accumulés plus de cent mille roseaux. A chaque instant du jour on rencontre par les rues des charrettes chargées de ces *cannes*; on en voit sur les quais, on en trouve dans les gares, c'est une marchandise commune, du bois divisé, sec, aussi susceptible de s'enflammer que des copeaux, et qu'on permet d'entasser dans des cours, sans précautions et sans crainte, à côté de lieux habités! Au point de vue de la salubrité, l'oubli n'était pas moins grand, lorsque, en 1859, je décrivis dans la *Revue thérapeutique du Midi* (tom. XII, n°s 3, 4, 5), une dermatose spéciale aux *vanniers*, dits cannissiers; depuis, j'ai ajouté quelques considérations à ma première note. L'observation attentive, l'expérience, me permettent de tracer une histoire plus complète de la maladie et de sa cause; je crois, vu l'importance et la nouveauté du fait, devoir le rapporter ici tout au long.

Les roseaux employés à Marseille pour faire des lambris destinés à servir de revêtissement aux plafonds, appartiennent à l'espèce connue des botanistes sous le nom d'*Arundo donax*, L. Cette plante, très-commune en Provence, croît sans culture dans les lieux humides et chauds. Les *roselières* sont tondues chaque année ou tous les deux ans, et les roseaux mis en gerbe conservés dans un endroit sec et bien aéré; quelque temps après on les expédie à des vanniers

spécialement appelés *cannissiers*, nom tirant son ély-
mologie du mot *canne*, qui en provençal signifie roseau. Ces roseaux ou cannes sont, lors de leur mise
en œuvre, dépouillés par des hommes de louage,
mouillés et rompus suivant la longueur, à l'aide d'un
maillet, par des femmes; enfin, façonnés en lambris
ou cannisses par des ouvrières.

Quelquefois les roseaux sont coupés sur plant après
des froids intenses, et sur leurs extrémités gelées vient
une moisissure noirâtre (*Mucor embolus*, L.) ou verte
(*Mucor viridescens*, L.), dont le contact procure aux
ouvriers malpropres quelques rares boutons sur le
visage.

Mais si les roseaux ont été entassés après leur coupe,
dans un lieu étroit, humide, peu ventilé et peu acces-
sible à la lumière diffuse; ou bien s'ils reçoivent les
eaux pluviales, il arrive souvent qu'ils entrent en fermentation et qu'une poussière blanche naît sur les
feuilles auprès des mérithalles. Les roseaux de certaines localités semblent même y être plus sujets; on
cite entre autres ceux de Saint-Maximin, à 20 kilomètres
de Saint-Tropez. Mais si l'on examine plus attentivement les conditions dans lesquelles ils sont placés, on
trouve l'explication naturelle de cette prédisposition
apparente: ces roseaux restent, en effet, longtemps
exposés sur la plage aux intempéries des saisons.

Or, les cannissiers ont remarqué que cette poussière

blanche donnait une maladie particulière, qu'ils appellent *maladie des roseaux*.

Après avoir acquis la certitude que cette opinion était fondée, il convenait de rechercher les propriétés organoleptiques et chimiques de la substance que l'on doit considérer comme cause occasionnelle de la maladie.

Voici le résultat de mon examen :

1° La poussière blanche des roseaux est onctueuse au toucher ;

2° Elle a une saveur désagréable, analogue à celle de la moisissure du vin, du pain, etc. ; mais bientôt un sentiment de brûlure succède à la première sensation, et l'épithélium est détruit à l'endroit de la langue touché par la poussière blanche. (J'ai conservé pendant trois heures au moins la sensation de brûlure que le contact d'une parcelle de poussière m'avait occasionnée.)

3° Son odeur est analogue à celle de la moisissure ; elle est pénétrante et provoque l'éternuement.

4° On dirait de prime-abord avoir du salpêtre natif sous les yeux ; mais, à l'aide du microscope, je pus, avec M. Girandy, aide-naturaliste à la Faculté des sciences de Marseille, constater ce qui suit : La poussière blanche des roseaux est une moisissure pédiculée à sa période d'évolution. Avec un grossissement de 100 volumes, on voit facilement le pédicule fixé sur la feuille du roseau et le feutrage formé par les filaments divergents de la moisissure. Avec un grossissement de 300 volumes, on aperçoit les cellules qui forment la moisissure et d'autres cellules plus petites et parfaitement arrondies, qui, selon toute apparence, sont des spores en voie d'éclosion.

. . . .

Les roseaux sur lesquels ces observations ont été faites proviennent des roselières de M. Guigonnet ainé, à Fréjus. Ils ont été expédiés, en janvier 1859, à M. Aurenty, cannisier, rue d'Oran 9, Marseille. On les a transportés de Fréjus à Saint-Raphaël sur des charrettes, et de Saint-Raphaël à Marseille sur la tartane *Saint Joseph*, capitaine M. Isnard.

Les chevaux qui ont servi à effectuer le transport ont été atteints d'une maladie de la peau sur laquelle je n'ai pu recueillir aucun renseignement.

Les hommes qui composaient l'équipage du *Saint-Joseph*, plus tard les ouvriers qui ont travaillé à dépouiller ces roseaux, ont été atteints d'une dermatose particulière que j'appellerai volontiers *dermatose des vanniers*.

La moisissure blanche des roseaux occasionne cette maladie spéciale. Elle agit d'une manière constante sur l'économie (on pourrait donc la nommer *Mucor dermatodes*), et l'intensité des phénomènes morbides qu'elle détermine varie en raison de l'étendue des surfaces avec lesquelles elle est en contact.

Le *Mucor dermatodes* ne saurait être rapproché du

Trycophyton tonsurans ni de l'*Oïdium albicans*; ces deux cryptogames prennent naissance sur l'organisme; le cuir chevelu et les muqueuses sont le sol sur lequel ces plantes se développent, tandis que le *Mucor dermatodes* végète sur les roseaux, dont il est parasite, et agit comme corps irritant, comme corps étranger caustique, lorsque par hasard il est transporté sur l'organisme.

On peut distinguer à l'affection qu'il occasionne deux périodes : l'une d'incubation, l'autre d'évolution.

Les symptômes de la période d'incubation apparaissent à la fin de la première ou vers le commencement de la deuxième journée de travail; ce sont : pesanteur de la tête, sentiment de fatigue, de lassitude, de diminution des forces; anorexie, soif vive. Le repos de la nuit, le séjour dans une atmosphère pure, prolongé pendant plusieurs heures, raniment les malades; mais leur organisme est encore, le matin, sous la mauvaise influence de la cause perturbatrice, et ce mieux que le sommeil a fait naître disparaît bientôt, s'ils retournent dans le milieu vicié. Aussi le travail fait par les ouvriers durant le deuxième jour, est-il relativement le quart et même le cinquième de celui qu'ils ont fait la veille : et c'est là une juste mesure de leur vigueur, puisqu'ils sont payés en raison du nombre de roseaux qu'ils ont dépouillés. La période d'incubation, souvent de très-courte durée, ne se prolonge jamais au-delà de 36 à 48 heures.

Le symptôme initial de la période d'évolution est la rougeur des paupières, des ailes du nez, du cou, des bourses, etc., rougeur résultant d'abord de l'injection des capillaires, puis d'une véritable congestion amenée par le contact irritant de la moisissure. De là tuméfaction, une douleur brûlante, prurigineuse de tension, de la chaleur se joignent plus tard à la rougeur primitive, qui, devenue plus intense, ne disparaît que difficilement sous la pression des doigts ; l'épiderme se fendille, tombe à certains endroits, ou bien se soulève et forme les parois de vésicules discrètes contenant un liquide lactescent, muco ou séro-purulent. La maladie est alors arrivée à son summum d'intensité : *c'est un exanthème érythémateux avec des érosions, des exulcérations ou des vésico-pustules.* Vers le deuxième jour, l'éruption se localise plus spécialement sur les bourses. L'action du *Mucor dermatodes* n'y est pas élective, mais la position de ces parties, la plus grande finesse de la peau donnent la raison suffisante de cette susceptibilité. Chez la femme, les grandes lèvres seront le siège principal de l'éruption, parce que la poussière se fixe plus facilement sur ces parties, qu'elle rencontre les premières en s'élevant du sol. C'est pourquoi les cuisses sont couvertes par l'éruption à la partie interne, de façon à porter les traces de cette ascension.

Les bourses et les grandes lèvres sont à cette époque ordinairement tuméfiées, d'un rouge rutilant, dépouillées de leur épiderme ; leur surface exulcérée baigne dans un liquide séro-sanguinolent ou séro-purulent. Le même état s'observe sur la face inférieure de la verge. Quelques jours plus tard, les exulcérations se recouvrent d'une croûte unique, brune et crispée : unique, parce que tout l'épiderme avait été détruit ; brune, parce que la croûte est colorée par le sang épanché ; crispée, parce que le sang s'est desséché peu à peu et a formé plusieurs caillots. La croûte des vésico-pustules est jaunâtre et humide dans les commencements, grisâtre et sèche vers la fin de la maladie, c'est-à-dire au deuxième septénaire. Un épiderme nouveau recouvre les parties que l'éruption avait envahies, sans laisser de cicatrices apparentes.

Les muqueuses, comme la peau, souffrent du contact de la moisissure blanche des roseaux ; elles se tuméfient d'abord, celles du nez surtout ; la sécrétion du mucus est augmentée ; le malade éprouve alors cette sensation d'enchifrènement qui annonce le début d'un coryza, et qui occasionne une pesanteur de tête dont se sont plaints tous les sujets de mes observations. Le mucus se concrète, le malade s'endort ; pendant la nuit, les narines sont obturées ; il s'agite, il se réveille, il se mouche fortement, et une épistaxis survient ; c'est que la moisissure a déterminé l'ulcération de la muqueuse, et le sang provient de cette ulcération qui persiste plus longtemps que les autres lésions, et qui occasionne un sentiment de cuisson et de brûlure au malade.

Plus rarement la muqueuse pharyngienne est prise ; en ces cas, la maladie suit une marche analogue ; il y a d'abord gonflement et rougeur, puis exulcérations, toux quinteuse, crachats sanguinolents, affaiblissement et raucité de la voix. Les crachats sanguinolents ne peuvent pas servir de caractère pathognomonique à l'ulcération du pharynx ; je les ai vus plusieurs fois manquer, tandis qu'ils sont survenus d'autres fois après des épistaxis. En ce dernier cas, le sang provenait des ulcérations du nez, et par les fosses nasales s'était mêlé aux mucosités des bronches.

On conçoit que par continuité du tissu l'inflammation puisse atteindre la muqueuse de la trompe d'Eustache ; la surdité ou des troubles plus ou moins grands du côté de l'ouïe doivent s'ensuivre.

Enfin, j'ai vu la muqueuse préputiale enflammée, et l'on a dû traiter une balanite avec phimosis, qui reconnaissait pour cause le contact de la moisissure blanche.

Pareil état local doit amener une réaction générale ; aussi dès le quatrième ou le cinquième jour apparaissent des symptômes d'irritation gastro-intestinale ; la langue devient pâteuse, elle se recouvre d'un enduit jaunâtre, mais elle conserve son humidité. Cependant le malade accuse une soif vive ; le creux de l'épigastre est moins fréquemment douloureux, il y a parfois des nausées, souvent céphalalgie ; le pouls est fréquent et développé, surtout lorsque l'éruption occupe une grande surface.

L'auscultation et la percussion ne révèlent d'autre part aucun bruit anormal dans la poitrine, mais la peau est sèche et donne au contact la sensation d'une chaleur âcre dans les premiers jours de la maladie.

La nature de la cause nous indique assez pourquoi cette affection se montre plus précisément à l'époque des pluies, et sévit sur tous les ouvriers.

La dermatose des vanniers exige un traitement curatif et un traitement prophylactique.

Traitement curatif. — Les émollients seront employés d'abord ; les bains à l'eau de son modèrent la vivacité de l'inflammation. A la même époque, l'état d'embarras des voies gastriques est corrigé par quelques légers purgatifs salins. Lorsque les symptômes inflammatoires ont diminué d'intensité, on se trouve bien de l'emploi des tisanes alcalines et des bains alcalins. Enfin, quelques boissons acidules et des bains simples terminent le traitement, et le malade est guéri en moyenne dans le courant du deuxième septénaire. (M. le professeur Bartoli, médecin en chef du service des affections vénériennes et cutanées à Marseille, a traité ainsi avec succès la plupart des malades que j'ai vus.)

Traitement prophylactique. — C'est le traitement

prophylactique qui mérite surtout d'être étudié ; car la Provence , les côtes d'Italie et le littoral de l'Espagne sont fournis de roselières, et dans chaque ville de ces contrées il existe un assez grand nombre de cannissiers.

Il serait facile de rendre salubre ce métier : en effet, j'ai signalé plus haut trois classes d'ouvriers cannissiers ; or, ceux qui dépouillaient les roseaux sont tous tombés malades, tandis que ceux qui les brisaient ou les façonnaient en lambris n'ont pas souffert.

Recherchant la cause de ce phénomène , je vois que les ouvriers chargés de dépouiller les roseaux les prennent tels quels , et sont toujours en contact avec la moisissure, tandis qu'avant de briser les roseaux ou de les façonner en lambris on les mouille : la moisissure est alors détruite par l'eau , et l'ouvrier n'a plus rien à craindre.

Un fait qu'il convient de noter, corrobore cette opinion : le 17 janvier, il plut sur les roseaux amoncelés dans l'enclos de M. Aurenty ; le lendemain des ouvriers dépouillèrent les gerbes qui avaient reçu l'ondée et ne furent pas malades ; mais quelques jours plus tard, l'humidité avait favorisé le développement de la moisissure et les ouvriers tombèrent malades après six , quatre, trois heures de travail seulement.

Il résulte de ceci que , pour garantir les ouvriers de de la dermatose qui leur est propre , il faudrait :

1° Ne leur faire dépouiller que des roseaux mouillés ;

2o Les forcer eux-mêmes à se laver à grande eau ;

3° Exiger que les roseaux fussent conservés dans des hangars spacieux , aérés , exposés à la lumière diffuse et garantis contre la pluie et l'humidité.

107. Je viens de passer rapidement en revue les principaux établissements industriels marseillais ; on voit qu'ils sont une source de richesse et de vie pour les habitants , mais aussi une cause permanente d'altération de l'air, de l'eau et du sol. Le décret du 15 octobre 1810 et les arrêtés qui s'y rapportent , ont permis de grouper en trois classes *ces établissements insalubres , dangereux ou incommodes* ; les préjudices que causent certaines industries ont été calculés avec justice par des légistes impartiaux, mais des fabricants peu consciencieux, insouciants ou trop affairés, déclassent souvent par négligence, par avidité ou par défaut de temps, leur manufacture : ainsi, telle fabrique qui, brûlant ses fumées, désinfectant ses produits, déversant ses eaux au loin par des conduits souterrains bien construits , ne serait qu'un établissement incommode , devient un établissement insalubre ou dangereux si les fumées s'échappent , si les émanations putrides se dégagent ; si les eaux croupissent ou s'infiltrent dans les terres voisines, Or, la contravention est, en ces cas. rarement appliquée , parce que les conditions premières de mise en activité de la fabrique, réglées par les conseils d'hygiène, ont été exécutées pendant un

certain laps de temps, et que seulement par la suite
la manufacture ayant continué à produire pendant plusieurs années, on s'est habitué à la voir fonctionner ;
on a moins surveillé, et les conduites, le parquet,
les diverses pièces de l'établissement peu à peu usées,
sans qu'on y prît garde, ont laissé passer gaz et
liquides. D'autre part, vu l'accroissement rapide de la
ville, certaines usines dont on a autorisé l'établissement parce que le quartier n'était pas peuplé, fonctionnent à présent dans des centres populeux et infectent
des boulevards très-fréquentés, sans qu'il soit légale-
ment permis d'en demander la suppression.

Enfin, les accidents météorologiques rendent plus
incommodes certaines usines placées dans des quartiers
très-habités: par exemple, lorsqu'avant l'orage les brises
ont cessé, les fumées des rafineries ne s'élevant plus,
envahissent les maisons voisines et l'hôpital de la Charité ; les odeurs des tanneries sont plus insupportables, etc., etc. C'est ainsi que les ouvriers et les
habitants vivent dans une atmosphère impure, boivent
quelquefois de l'eau altérée, absorbent des effluves
plus ou moins insalubres, et ces causes morbides entrent pour une large part dans la pathogénie locale.

108. Les grands établissements sont dirigés par des
industriels habiles, fréquentés par des spéculateurs
adroits, et attirent un concours considérable de négociants, de courtiers, de marchands, dont le médecin

8

doit étudier les habitudes. Pour avoir une juste idée
des puissantes influences morbides auxquelles sont
exposés parfois ces commerçants, il faut assister en
observateur à une assemblée importante d'actionnaires :
pour peu que la situation devienne tendue, les vi-
sages s'animent, blêmes ou congestionnés, suivant
que l'envie, la jalousie, les intérêts pécunaires, l'a-
mour-propre froissé sont en jeu ; ils signalent la forte
commotion éprouvée par chaque agioteur. Si quelque
actionnaire prend la parole, c'est en tremblant de
crainte ou d'émotion qu'il le fait ; alerte, prêt à
l'attaque, prêt à la riposte, il s'exprime avec feu et
quelquefois avec colère. Aussi les morts rapides, à la
suite de maladies cérébrales et de fluxions pulmonaires graves, sont-elles communes chez cette classe
de Marseillais. La cause prédisposante est évidente,
les variations brusques du climat étant une cause occasionnelle non moins palpable.

109. Après m'être occupé du haut commerce, je
jetterai un coup d'œil sur les magasins nombreux ou-
verts sur tous les points de la ville : j'en vois de bien
somptueux, leurs devantures élégantes semblent indiquer la richesse de leur maître ; mais plus loin, dans
les vieux quartiers, sont des boutiques enfumées, que
jamais le soleil n'a visitées ; l'air y circule avec peine et
ne peut en chasser les émanations fétides provenant,
soit de l'accumulation des marchandises, soit de l'ag-

glomération des ouvriers. Ceux-ci travaillent ordinairement à leurs pièces, ont une famille à soutenir, mènent une vie précaire, et sont partant exposés à bien des causes morbifiques; leur métier même parfois les prédispose à certaines affections, imprime à leur physionomie un cachet spécial et détermine des déformations constantes étudiées avec soin par MM. A. Tardieu, Patissier, Ramazzini, etc. Ne trouvant ici rien de particulier à la localité, je m'abstiens d'en parler davantage.

110. Le travail des quais occupe une classe nombreuse d'artisans qui, formée en corps d'état, rend des services incontestables, jouit d'une influence considérable, et doit être pour le médecin un sujet spécial d'observation.

Les *portefaix* ne sont pas à Marseille de simples hommes de peine, mais les gens de confiance des négociants; ils font très-souvent les opérations de douane, ils veillent aux intérêts de la maison qui les emploie, ils placent les marchandises avec ordre et dans les lieux les plus sûrs... Leur corporation, régie par un syndic, est divisée en plusieurs compagnies portant le nom du portefaix qui est à leur tête; le maître-portefaix touche rarement à la marchandise, c'est l'intelligence qui dirige les mouvements de la petite troupe, et qui dans les cas difficiles indique les manœuvres dont l'expérience lui a fait reconnaître la bonté. Les portefaix eux-mêmes ne se chargent que du travail courant, laissant à des malheureux nommés *lougatiers,* qu'ils prennent à leurs gages, les charges pénibles. Aussi les portefaix, bien payés, nourris, vêtus, logés convenablement, ne sont-ils pas plus malades que les autres artisans ; mais il n'en est pas de même des *lougatiers.* Ces pauvres hommes, obligés d'affronter sur les quais les froids les plus rigoureux et les chaleurs les plus intenses, condamnés à un travail ingrat, passent parfois des journées au fond de cale d'un navire, tout courbés, occupés à remplir des sacs de graines et à les hisser jusque sur le dos des portefaix. Or, les arachides qui viennent du Levant sont encore imprégnées d'une fine poussière qui, lorsque le fruit est remué, s'élève dans l'atmosphère sous forme de nuages. Le lougatier qui respire dans un pareil milieu est avant quelques heures de travail pris d'un sentiment d'ardeur à la gorge et d'âpreté à la bouche, qui l'oblige à boire souvent ; ce sentiment augmente peu à peu d'intensité, et le soir il a envahi les fosses nasales, il y a de l'enchifrènement, pesanteur sus-orbitaire, lassitude générale, mouvement accéléré du pouls, sécheresse de la peau et diminution de la sécrétion urinaire. Le lougatier se lave alors à grande eau à la première fontaine qu'il rencontre, rentre chez lui, fait bouillir un oignon dans de l'eau, se couche et boit abondamment la tisane qu'il s'est préparée. L'action diurétique de l'oignon ne tarde pas à se manifester, la miction est d'abord légèrement douloureuse, mais bientôt elle est plus facile, le sommeil ne tarde pas à venir, et le lendemain la nature forte de l'homme de peine a triomphé de la cause morbifique.

Bien d'autres marchandises occasionnent aux lougatiers, comme les arachides, des indispositions légères : le sumac, le coton, les graines de sésame, etc., maniés pendant quelque temps, leur donnent parfois des exanthèmes, des coliques, de la diarrhée, etc. Les ophthalmies sont communes, dans le début du métier, chez les vanneurs de blé; mais toutes ces indispositions attachées à l'exercice de la profession sont peu graves, et trouver le moyen de les faire disparaître sans nuire aux intérêts commerciaux, serait chose difficile.

111. D'une manière générale, on peut dire des Marseillais qu'ils travaillent avec agilité, goût, intelligence, mais qu'ils aiment à profiter des douceurs du *far-niente* auquel les invite la sérénité du ciel de la Provence. Aussi les fêtes sont-elles nombreuses et les dimanches toujours observés.

112. Durant la belle saison, le samedi soir et le lendemain matin, les routes sont encombrées de piétons et de *bogueys* qui se dirigent vers les *cabanouns* ou les *bastides* des environs. Rendu à la campagne, le Marseillais ne perd rien de son activité pendant la journée du dimanche : il va à la messe, construit ses

murailles de clôture ; il ébauche les objets de menuiserie qui lui sont nécessaires, joue sa partie de boule,
trouve encore le temps de faire la sieste après midi,
de causer et de chanter avec sa femme, ses filles et
ses amis.

113. S'il est à regretter que les liens sacrés du
sang ne soient pas respectés partout comme autrefois,
au moins voit-on avec plaisir les quelques grandes
réunions de famille qui ont ici lieu aux principales
fêtes de l'année ; elles sont la source de biens physiques et moraux, qui ne peuvent qu'exercer une bonne
influence sur l'économie.

114. Combien est plus préjudiciable à la santé la
vie extérieure menée par le plus grand nombre des
habitants. Parmi les distractions nuisibles en usage
à Marseille, il faut mettre au premier rang l'abus du
séjour dans les cercles et dans les cafés. Le docteur
Legrand du Saulle, dans la *Gazette des hôpitaux* (1861),
a décrit dernièrement les accidents de fluxion céré-
brale que ce séjour prolongé occasionnait. A Marseille,
dans les cafés, on ne respire pas un air vicié seulement par les exhalaisons du gaz et le nombre de personnes, mais on est plongé dans une atmosphère de
tabac, car l'habitude de fumer est générale, quoique
inconvenante autant qu'inexplicable. Dans les cercles,
on dispose d'une somme d'air pur plus considérable ;

mais les émotions du jeu ne secouent-elles pas fortement l'économie ? Je me hâte d'ajouter que tous les négociants ne jouent pas, bien que tous aillent aux cercles : les sages y vont dans l'intérêt de leur commerce; un plus grand nombre s'y rend par habitude ; enfin d'autres en font une seconde maison, et c'est un premier pas vers les doubles familles, hélas ! trop communes à Marseille.

115. La débauche est, en effet, bien grande dans cette ville, la dépravation des mœurs bien avancée et les maladies qu'elle entraîne à sa suite bien fréquentes. Toutes les classes de la société sont contaminées, toutes les rues infectées, et le vice le plus éhonté ne craint pas de s'afficher en plein jour, revêtant les formes les plus brillantes, les plus bizarres ou les plus dégoûtantes. Les femmes galantes peuvent être divisées en plusieurs classes : les unes, en petit nombre, vivent maritalement avec de riches rentiers ; elles ont loge au Grand-Théâtre, maison de ville, maison de campagne, bijoux en abondance, ameublements splendides, etc. Leur vie n'en est pas moins chargée d'amertume, et quelquefois elles mettent fin à leurs jours, soit par jalousie, soit par mélancolie. D'autres femmes galantes mènent un train de vie moins éclatant; elles ont une loge au Gymnase ou y sont abonnées ; entretenues par des employés supérieurs ou de petits négociants, elles vivent encore maritalement

avec eux. Une troisième classe est formée par des femmes qui ont un *amant de cœur* et trois, quatre, cinq entreteneurs ! Le vice commence ici à prendre des formes repoussantes ; les maladies sont communes. Les conséquences funestes d'une pareille prostitution ne sauraient être calculées. Le sort de ces infortunées est lié directement aux spéculations de la Bourse et du commerce. En cas de hausse, ou si les affaires sont bonnes, tout abonde chez elles ; survient-il, par contre, une panique qui fasse baisser les fonds et ralentir le mouvement d'exportation ou d'importation , tout à coup, sur 5000 (!) entretenues , la plupart deviennent des *filles insoumises*, exerçant un trafic clandestin, et distribuant au public , avec leurs faveurs , les maladies syphilitiques les plus graves et les plus variées. Le commerce de ces femmes est plus dangereux encore que celui des filles publiques , lesquelles, au nombre de 1300 environ, sont soumises à la surveillance des agents de mœurs, et tous les huit jours à une visite médicale très-scrupuleusement faite. Malgré ces précautions, elles sont fréquemment infectées, et, chose remarquable ! le nombre des entrées à la salle Sainte-Magdeleine oscille toujours en rapport direct avec celui des entrées à la salle Saint-Roch. Le fait est d'un grand enseignement , surtout si on remarque la profession des vénériens entrés à l'hôpital. Sur 100 individus, on trouve :

Marins.................... 7

Douaniers................. 3

Journaliers............... 4

Diverses professions......... 16

Sans profession............. 70

Ainsi donc, les plus infectés sont des douaniers, des marins, des journaliers, des hommes sans profession fixe, êtres oisifs qui souvent appellent sur leurs actes la surveillance de la police ; sans idées morales, ils se livrent bestialement à leurs appétits matériels et communiquent sans vergogne avec les prostituées, même lorsqu'ils se connaissent atteints du mal. Pour diminuer efficacement la contagion syphilitique, il ne suffit donc pas d'astreindre les filles publiques à la visite, il faudrait les parquer dans un quartier déterminé, le clore à l'aide de barrières, y laisser une seule porte d'entrée avec tourniquet, établir un médecin de garde et soumettre à la visite les hommes qui se rendent dans ces mauvais lieux. Ces dispositions auraient l'avantage de préserver les filles elles-mêmes, et seraient un obstacle puissant élevé contre la débauche de la jeunesse, cause permanente de maux nombreux.

Le relevé des vénériens, d'après les âges, apprend que, sur 100 hommes de cette catégorie, 60 sont contaminés entre 16 et 25 ans ; et sur 100 femmes 75 éprouvent le même sort entre 16 et 25 ans. Le nombre des journées d'hôpitaux des vénériennes est, en moyenne, un tiers plus fort que celui des journées des vénériens,

parce que les femmes sont maintenues dans les salles
jusqu'à ce que leurs maladies ne soient plus transmis-
sibles, tandis que les hommes exigent souvent l'*exeat*
pendant le cours de leur traitement. En 1834, la population de Marseille s'élevait à 130,000 âmes. Il
conste des registres de l'hôpital Sainte-Françoise qu'il
entra, cette année, 335 vénériens et 119 vénériennes.
Depuis 1858, la population oscille entre 250,000 et
260,000 âmes. Il est entré à l'Hôtel-Dieu :

768 vénériens et 759 vénériennes en 1858.
743 — 637 — 1859.
577 — 644 — 1860.

La diminution du chiffre des entrées des hommes
en 1860 provient de l'établissement d'un cabinet de
consultations gratuites. L'influence de la réorganisa-
tion du service sanitaire (visites plus fréquentes) est
sensible chez les vénériennes.

116. Dans une grande ville comme Marseille,
l'étude de la nourriture a d'autant plus d'importance
que les produits du sol ne suffisent pas à l'alimentation
locale ; la plupart des denrées, venant de l'extérieur,
peuvent être sophistiquées ou altérées, et occasionner
des maladies nombreuses.

117. On ne mange que du pain de pur froment ; la
farine qui sert à le faire provient du blé de Provence,

ou *tuzelle*, d'un mélange de blés du pays et de blés étrangers; enfin, de blés de Sicile, de Barbarie, etc. Le pain fait avec la tuzelle est le plus estimé; le pain fait avec des blés mélangés est en deuxième ligne; enfin, souvent le pain fait avec les blés de Sicile ou de Barbarie, conserve un goût de marine, parce que la matière première a été mouillée pendant la traversée. Comme celui de toutes les villes du littoral méditerranéen, le pain de Marseille est fort salé.

Autrefois on se régalait souvent « de gâteaux faits avec de la pâte de froment bien levée et pétrie avec de la bonne huile d'olives, sur lesquels on étend des anchois salés, recouverts de feuillets de la même pâte, coupés en losanges, qu'on cuit ensuite au four, et appelés *poumpo d'oli*; ils sont du genre de ceux qui étaient en usage chez les Grecs sous les noms de πέμματα, et de πλακωντες, et chez les Latins de *placentæ*. » (Raymond, pag. 166.) A présent, c'est à peine si ces pompes paraissent dans les étalages des boulangers la veille de Noël.

Le plâtre, les os en poudre et le sulfate de cuivre sont les substances les plus communément employées pour sophistiquer les farines; et M. Payen a indiqué suffisamment les moyens de les reconnaître, pour que je ne m'arrête pas davantage sur ce sujet.

118. Les blés de Tangarock et d'Italie sont spécialement employés pour fabriquer les pâtes, dont les

Génois, les Lucquois et les Piémontais font leur principale nourriture. Le bas peuple marseillais mange
souvent des soupes maigres de vermicelles, de maca-
ronis, de semoules. Cet aliment sans doute nous vient
des Romains, qui faisaient habituellement usage de
bouillie ; « mais, en général, toutes les pâtes, les
bouillies, en un mot les farineux non fermentés des
graminées, ne se digèrent pas aisément dans les estomacs faibles ; ils produisent fréquemment des aigreurs, des coliques, des vents et de la diarrhée. Ces
sortes de mets ne peuvent convenir qu'à des hommes
forts et robustes, qui ont besoin d'une nourriture propre
à exercer d'une manière énergique les forces diges-
tives..... Néanmoins ces exemples ne justifient point
leur pernicieux usage pour les enfants du premier âge,
et surtout ceux des villes : leurs estomacs ne sont pas
assez forts pour les digérer ; aussi des observations
multipliées ont prouvé qu'à cette nourriture étaient
dues la plupart des maladies de l'enfance, telles que
les aigreurs, les vers, les engorgements du mésentère,
l'hydropisie, les coliques, les vents, les diarrhées,
les convulsions, le rachitis, les écrouelles, et une
multitude d'autres affections non moins dangereuses.»
(Hallé et Tourtelle, pag. 247.)

« Tous les médecins voient et décrivent ces maladies,
et aucun ne peut les prévenir, par rapport à l'aveugle-
ment opiniâtre des femmes et en général du peuple.
D'où vient que sur 25,000 morts il se trouve main-

tenant à Londres tous les ans 8,000 enfants qui meurent des convulsions, si ce n'est parce qu'on leur farcit l'estomac et les intestins d'un aliment (la bouillie) qui les empoisonne ? » (Zimmermann ; *Trait. de l'exp.*)

Sans accepter dans toute leur rigueur les opinions des auteurs précités, il est certain que la nourriture de pâtes ne convient nullement aux personnes débiles, et est un adjuvant puissant des conditions malheureuses qui tendent à engendrer l'état scrofuleux. J'ai d'ailleurs prouvé plus haut que ce genre d'alimentation prédispose les étrangers à contracter des fièvres à forme typhoïde.

119. Hippocrate a dit : « *Legumina omnia flatuosa sunt, et cruda, et cocta, et fricta, et macerata, et viridia.* » (*Lib. de diet. in acut.*) Cependant les légumes font la base de l'alimentation chez le peuple à Marseille ; en été on les mange frais, en hiver on se les procure secs.

Les légumes frais les plus estimés sont ceux du terroir, il en vient en outre d'Afrique, mais toujours plus durs, moins doux et moins juteux. Ces légumes frais sont plus faciles à digérer, mais moins nourrissants que les légumes secs. Les espèces les mieux goûtées sont :

Les pois (*Pisum sativum*, mai et juin) que l'on accommode en soupes, en entrées, en garnitures : « *Pisa inflant minus fabis per alvum autem magis secedunt.* »

(Hipp., lib. II, *De diet.*) ; le pois sec ne se consomme guère qu'en purées.

Les pois chiches (*Pisum arietinum*) sont mangés surtout en hiver sous forme de soupes ou de salades. Leurs pellicules sont chargées de sels calcaires ; on les fait cuire avec de la soude ou du nitrate de potasse ; sous l'influence de la chaleur une réaction a lieu :

$$CaO, CO^2 + KO, AzO^5 = AzO^5, CaO + KO, CO^2.$$

Leur pellicule éclate et se sépare du pois, qui dès-lors est plus tendre : « *Picer album per alvum secedit et per urinam ejecitur et abit.* » (Hipp., lib. II.)

Les fèves (*Faba vicia*, L., avril, mai) se mangent fraîches, sous forme d'entrées et de salades ; sèches, elles sont peu estimées, cependant le bas peuple fait souvent des soupes de *féveroles*, et plus fréquemment encore des soupes de *farinettes*, c'est-à-dire d'un mélange de farine de pois chiches et de fèves. « *Fabæ alunt, alvum sistunt et inflant.* » (Hipp., *De diet.*) Elles jouissent, en outre, de propriétés diurétiques prononcées.

Les haricots (*Phasæolus vulgaris*, L., juin et juillet) se mangent frais sous forme d'entrées, de salades et de soupes. Mais on consomme beaucoup plus de haricots secs provenant de la Bourgogne ; ils sont très-nourrissants et doivent à leurs pellicules la propriété d'irriter assez fortement les voies gastriques et de causer des borborygmes ; la purée de haricots est un mets très-salubre.

Les lentilles (*Ervum lens*, L.) sont consommées sèches sous forme de purées et de salades ; elles contiennent un principe féculent nourrissant et un principe colorant, tonique et astringent, sur l'action duquel s'est fondée la réputation de la Revalescière.

120. La pomme de terre (*Solanum tuberosum*, L.), le topinambour (*Heliantus tuberosus*, L.), la châtaigne (*Fagus castanea*, L.), sont fréquemment placés sur la table du pauvre ; les châtaignes sèches, réduites en poudre, servent surtout aux habitants d'origine italienne, à faire une purée qu'ils appellent *polenta*. Ces végétaux féculents contiennent un principe mucilagineux, une huile grasse et sont très-nutritifs ; mais ils ne conviennent pas aux enfants lymphatiques, qui cependant les mangent volontiers.

121. Les laitues, les chicorées, les cressons, le pourpier, servent à faire des salades qu'on ne manque pas d'épicer fortement, ce qui stimule l'appareil digestif et ouvre avantageusement l'appétit ; on les assaisonne avec force sel marin, un peu de vinaigre, malheureusement fraudé par des spéculateurs avides, et de l'huile rarement d'olives, quoiqu'elle soit vendue pour telle.

122. On relève souvent le goût des aliments fades avec une sorte de pommade formée d'ail et d'huile, et

nommée *aïoli*. L'aïoli est un excitant puissant, mais aussi un condiment de difficile digestion ; il donne à l'haleine une odeur caractéristique, occasionne des rapports infects et porte au sommeil. Ce sommeil n'est pas réparateur ; il fatigue et se passe en cauchemars. On mange plus rarement à Marseille la soupe à l'ail (pain bouilli dans de l'eau avec de l'ail et de l'huile), qui a les mêmes propriétés que l'aïoli et que l'on doit considérer comme un bon anthelmintique. Pendant mon internat à l'Hôtel-Dieu, dans le service de M. le professeur Bertulus, j'ai vu une femme qui avait pris plusieurs fois le kousso, sans succès, être délivrée du tænia par l'usage de la soupe à l'ail continué pendant une quinzaine. Un fait analogue s'est passé à ma connaissance, en ville, chez un ouvrier ferblantier. Quoi qu'il en soit, l'ail est un condiment très-fort qui ne convient qu'aux estomacs robustes.

L'oignon, le raifort, le céleri, le persil, les clous ou antofles de girofle, sont encore employés fréquemment, mais dans les limites d'une bonne hygiène.

Un seul champignon, l'*Agaricus deliciosus*, *pinen*, est livré à la consommation sur nos marchés, encore y est-il fort cher.

123. Le peuple mange moins souvent qu'autrefois du poisson, à cause de sa cherté excessive. Les espèces les plus estimées sont le *merlan* (*Gadus œgelfinus*, L.),

dont la chair tendre et légère est préférée rôtie; le *thon*
(*Scomber thymnus*, L.), moins facile à digérer ; le
maquereau (*Scomber scombrus*, L.), plus délicat mais
plus gras que le précédent ; la *sole* (*Pleuronecos solea*,
L.), qui a mérité, à cause de la finesse de sa chair,
le nom de *perdrix de mer* ; le rouget (*Mullus barbatus*,
L.), dont la chair est maigre et blanche. En seconde
ligne, on place la *dorade* (*Aurata vulgaris*, L.), meilleure en été qu'en hiver; l'*éperlan* (*Salmo eperlatus*, L.),
insalubre s'il n'est pas très-frais ; la *sardine* (*Clupea
sprattus*, L.), dont la chair est bonne mais trop odo-
rante ; la *raie* (*Raja clavata*, L.), dont la chair est
trop ferme, difficile à digérer et l'odeur marine trop
prononcée si on ne l'a laissé mortifier; le *capélan*
(*Gadus minutus*, L.), trop gras mais délicat ; l'*an-
guille* (*Mursona anguilla*, L..) qui, lorsqu'elle n'est
pas fraiche, occasionne des troubles digestifs d'une
violence remarquable. J'ai vu, il y a plusieurs années,
à l'Hôtel-Dieu de Marseille, salle Sainte-Élisabeth
nº 73, et salle Saint-Vincent nº 7, dans le service de
M. le docteur Romulus Boyer, un homme et sa femme
atteints de crampes d'estomac et de coliques intenses,
de vomissements de sang, de dysenteries, à la suite
de l'ingestion d'une bouille-à-baisse faite avec des an-
guilles gâtées. Je regrette de ne pouvoir rapporter ces
deux observations tout au long ; mais sur les notes que
je pris à cette époque, je vois : « le troisième jour, le
corps de cet homme et celui de cette femme se recou-

9

vrirent de taches ecchymotiques livides, qui disparurent vers le quinzième jour. »

Enfin la morue, le hareng, l'anchois salé et le thon mariné sont fréquemment utilisés comme mets ou comme hors-d'œuvre.

Les Marseillais aiment beaucoup la bouille-à-baisse, c'est-à-dire la soupe de poissons ; ils la font avec des espèces nombreuses qu'on trouvera énumérées dans la Statistique des Bouches-du-Rhône, ils l'épicent fortement et l'assaisonnent à l'huile ; c'est un mets fort nourrissant qui remplace chez le peuple le bouillon gras.

124. On mange aussi des *polypes de mer*, des *sèches*, des *sépiouns*, des *taoutenos*, des *favouios*, des *langoustes*, des *oursins*, des *moules rondes* ou *claourissos*, des *patelles* ou *arapedos*, des *buccins* ou *bieous*, et surtout des *huîtres* et des *moules oblongues*. Ces dernières causent quelquefois de la diarrhée, des vomissements, des coliques et une éruption pétéchiale ; on ne sait à quoi attribuer ces accidents, et, tandis que certains médecins les font dépendre d'un état particulier de l'animal, d'autres les considèrent comme produits par l'absorption du frai des méduses et des astéries déposé sur la coquille du mollusque, etc. ; d'autres enfin adoptent l'hypothèse suivante, accréditée chez le peuple : les navires qui ont séjourné longtemps dans les eaux ont leur quille garnies de moules ; ces

mollusques se sont nourris, ont grandi sur cette quille, et les sels de cuivre qu'ils ont absorbés rendent leur chair malfaisante. Je cite cette opinion sans vouloir ni l'approuver ni la combattre, n'ayant pas encore eu l'occasion de déterminer expérimentalement si elle est vraie ou fausse.

125. La viande est trop chère à Marseille pour que les journaliers puissent en manger souvent, elle est d'ailleurs en général de bonne qualité. Les meilleurs bœufs viennent du Limousin ; le Piémont et le Dauphiné en fournissent encore de bons, ceux de la Gascogne, de la Sardaigne et de la côte d'Afrique sont de qualités inférieures. La viande des bœufs de Sardaigne est jaune, d'autant plus foncée en couleur que l'animal est plus vieux ; les bœufs d'Afrique sont fort petits, leur chair noire est très-suave, mais dure.

Les meilleures qualités de moutons viennent du Berri ; ces animaux, plus petits que ceux de Provence, ont une chair plus délicate ; les moutons du Dauphiné et du Languedoc sont en deuxième ligne ; l'Auvergne en fournit considérablement de médiocres ; la Corse et la Sardaigne nous en envoient beaucoup qui paraissent gros et beaux, grâce à leur abondante toison, tandis que leur chair est maigre et coriace ; enfin, les moutons d'Afrique sont d'une grosseur remarquable, mais la qualité de leur chair est inférieure. Les éleveurs qui travaillent à l'amélioration de la race ovine ont fait tous leurs efforts pour obtenir un croisement de l'espèce du Berri et de celle d'Afrique ; ils ont ainsi formé des individus qui allient à la grosseur du corps la délicatesse de la chair.

Les agneaux viennent d'Arles et de la basse Provence.

Les veaux arrivent de la Suisse et des hautes Alpes ; échauffés par le voyage, amaigris, trop vieux, ils ont une chair coriace et peu juteuse. Le territoire de Marseille fournit les meilleurs cochons, mais la consommation excédant de beaucoup la production, c'est de l'Italie que l'on tire en hiver la plupart de ces animaux.

D'une manière générale, la viande des contrées froides se conserve longtemps ; celle des coteaux bien exposés au soleil est plus suave ; celle des pays calcaires moins chargée de graisse ; si les plantes aromatiques abondent dans les pâturages, le fumet est plus exquis. La Sardaigne et l'Afrique ne nous fournissent de bestiaux que du mois de mars au mois de novembre ; en hiver, les troupeaux n'y engraissent pas. Enfin, les bouchers ont fait cette observation intéressante, que la chair des animaux est plus grasse pendant les années sèches et plus maigre pendant les années humides.

126. Les volailles, le gibier sont d'une cherté excessive ; cependant on voit, en automne, nos marchés

souvent encombrés d'alouettes, de grives et de merles
expédiés de la Corse. On les vend à bas prix, et le
peuple en fait ses délices. Dans l'ile, ces oiseaux sont
tués avec des poisons végétaux, parfois même à l'aide
de grains de blé que l'on a fait germer dans une solution arsenicale. Ces grains, qui restent dans le corps
de l'oiseau, sont mangés avec l'animal et produisent
des troubles gastriques plus ou moins graves, suivant
la quantité d'aliment toxique ingéré.

127. Le lait est trop souvent altéré ou sophistiqué
à Marseille. Les vacheries elles-mêmes sont rarement
bien tenues; véritables foyers d'infection, elles nuisent aux animaux qui s'y abritent et aux localités où
elles existent: aussi, dès 1851, le Conseil de salubrité
des Bouches du-Rhône a proposé de leur imposer à
l'avenir les conditions suivantes :

« 1º Établissement dans des rues larges et bien
percées. Le local choisi aura une cour et un puits muni
d'une pompe dont la décharge devra se faire dans l'in-
ricur de l'étable, pour en faciliter les lavages.

» 2º La hauteur de l'étable sera au moins de 3 mèt.
50 cent. sur une largeur de 4 mètres, pour un rang
de vaches, et de 7 mètres pour deux rangs, chaque
animal pouvant y disposer d'un espace de 1 m. 50.

» 3º Le sol, de niveau avec celui de la rue, sera en
pierres dures et unies; il aura une pente de 1^{mm} par
0^m,10, à partir du mur où se trouve la crèche, jusqu'à

la rigole parallèle à ce mur disposée derrière les vaches, à une distance convenable pour qu'étendues elles ne puissent l'atteindre. Un ruisseau pavé en recevra les liquides, qu'il amènera dans l'égout le plus voisin et non dans un puisard.

» 4º Le plancher haut aura ses entre-vous hourdis en plâtre.

» 5º La porte d'entrée sera sur la rue, son seuil de niveau avec le sol de l'étable ; elle aura une hauteur de 2 mètres 40 cent. et une largeur de 1 mètre 75 c. et deux battants.

» 6º A un mètre de hauteur, on pratiquera dans le mur parallèle à la porte, et pour une étable de 3 mèt. à 8 mèt. de dimension, une croisée assez grande pour permettre le renouvellement facile de l'air. Il en faudrait trois pour une dimension de 15 mèt. à 20 mèt. Cette croisée sera de préférence vis-à-vis la porte d'entrée et aura une partie des bases fermée par une toile métallique de $0^m,50$ carrés, à la place de vitraux. Il en faut une pour dix vaches.

» 7º Dans le cas où la disposition du local ne permettrait pas des croisées aux deux extrémités de l'étable, il faudrait faire pratiquer dans le plancher, au-dessus de la crèche, aux extrémités et au milieu, selon son étendue, trois ouvertures qui communiqueraient par un tuyau en poterie jusqu'au-delà du toit, ou bien un seul ventilateur ayant, pour dix vaches, un orifice inférieur de $0^m,50$ de diamètre et $0^m,20$ à son orifice supérieur, dominant le toit de 0^m,80 environ, à l'ouverture inférieure duquel on pourrait adapter, en hiver, une soupape ou une toile métallique.

» 8° On interdira l'établissement des soupentes, qui auraient pour résultat d'amoindir la hauteur prescrite des étables.

» 9° Les dépôts de fourrages placés à côté seront séparés de l'étable par un mur en maçonnerie.

» 10° On enlèvera tous les jours le fumier, à cinq heures du matin en été, et à huit heures en hiver.

» 11° On lavera avec soin, une fois par jour en hiver et deux fois en été, la rigole, le ruisseau et tout ce qui offrira des traces de malpropreté.

» 12° Dans la pièce destinée aux fourrages il n'y aura aucun feu; sans préjudice des dispositions de l'article 9 de l'ordonnance du 21 décembre 1810 relatif aux incendies.

» 13° Enfin, les vaches seront l'objet des plus grands soins, quant à la propreté de leur peau et à leur alimentation. Autant que possible, la mangeoire doit être en pierre. »

Le lait de vache, même quand il n'est pas fraudé, a des propriétés organoleptiques variables suivant la température, l'alimentation de l'animal qui l'a sécrété, etc. Le lait de chèvre est soumis aux mêmes influences ; il est plus visqueux, et souvent il a une odeur particulière qui se rapproche beaucoup de celle de l'animal, et qui augmente surtout dans le temps du rut ; cependant il est fort estimé des Provençaux, qui le préfèrent au lait de vache. Le lait d'ânesse, qui a l'odeur, la saveur et la consistance du lait de femme, est exclusivement pris par des malades ou des convalescents ; son usage est fort répandu. On emploie encore le petit-lait comme adoucissant, émollient, laxatif, rafraîchissant , antiphlogistique léger, en suivant l'aphorisme 64, section V, d'Hippocrate : *« Lac dare capite dolentibus, malum ; malum vero etiam febricitantibus et quibus hypochondria elevata sunt murmurantia, et siticulosis ; malum autem et quibus dejectiones biliosæ et quæ in acutis sunt febribus, et quibus copiosi sanguinis facta est ejectio. Convenit vero tabidis non admodum valde febricitantibus lac dare, et in febribus longis et languidis, nullo ex supra dictis signis præsente, et præter rationem quidem extenuatis.»*

128. Le beurre est rarement employé à Marseille, à cause de sa cherté et de la rapidité avec laquelle il rancit pendant l'été. Les fromages les plus divers sont goûtés sur toutes les tables , mais avec modération.

129. On est, par contre, très-avide de fruits, sans doute à cause des déperditions considérables de sueur que les chaleurs estivales occasionnent. Les abricots (*Prunus armeniaca*, L.), les figues (*Ficus carica*), les fraises (*Fragaria vesca*, L.), les mûres (*Morus nigra*), les pêches (*Amygdalus persica*, L.), les prunes (*Pru-*

nus domestica, L.), les raisins (*Vitis vinifera* , L.),
les olives (*Olæa europœa*, L.) les poires (*Pyrus com-
munis*, L.), les coings (*Pyrus cydonia*, L.), les pommes
(*Pyrus mala*) et les groseilles (*Ribes nigrum*, L.),
qui croissent dans le territoire marseillais, sont ven-
dus fort cher sur nos marchés. Ajoutons à cette énu-
mération les oranges et les citrons d'Hyères , Nice,
Majorque; les melons et les pastèques de Cavaillon ,
les dattes d'Afrique, et nous aurons la liste à peu près
complète des fruits consommés à Marseille. Malheureusement l'appât du gain fait apporter tous les jours
sur nos marchés des fruits qui ne sont pas mûrs ou
qui sont passés ; et, dès le mois de mai , on constate
des diarrhées, des dysenteries , des cholérines provenant de l'ingestion de ces mauvais aliments, mis en
vente malgré la surveillance active de l'autorité , et
achetés par de pauvres ouvriers qui , ignorant si le
point de maturité n'a pas été devancé, se fient à la
bonne foi du vendeur !

130. J'ai donné plus haut les propriétés de l'eau
potable dont les Marseillais font usage; ils en détrui-
sent souvent la crudité en la coupant avec du vin. Le
vin du terroir se rapproche de celui de Bordeaux, bien
qu'il soit moins chargé en alcool et en tannin ; mais le
vin vendu chez les marchands est trop souvent sophistiqué, quoique l'autorité se montre sévère contre tout
fraudeur. Dans les cas d'indigestion, de débilité d'es-

tomac, on prend une infusion de thé ; le tilleul , la verveine, la sauge , l'armoise, la mauve , sont encore communément donnés en décoction , par les gens du peuple, à leurs parents et amis, au début des maladies les plus diverses, et ces petits soins intempestifs de médicastres improvisés contribuent souvent à aggraver des états déjà trop sérieux par eux-mêmes.

131. Tous les matins, vers sept ou huit heures, la plupart des Marseillais déjeunent avec un grand bol de café ou du chocolat à l'eau ou au lait, dans lequel ils trempent du pain. A midi ou une heure, ils font le plus fort repas de la journée. Vers quatre ou cinq heures, les enfants et quelques grandes personnes goûtent ; enfin, à sept ou huit heures du soir, toute la famille se trouve de nouveau réunie autour de la table. Mais toujours les vrais Marseillais sont remarquables par leur frugalité, leur sobriété et leur tempérance.

132. La plupart des denrées sont apportées sur nos marchés, dans les halles et dans les abattoirs. Quelles sont les conditions de salubrité de ces divers lieux ? Le marché se tient en plein air, de cinq heures à onze heures, sur un boulevard ; les matières qui doivent servir à la subsistance y sont apportées par des paysans, achetées et revendues par des *partisannes* qui sont sous la surveillance directe de la police ; à midi, la place est nette. Dans des halles bien construites, la vente est

autorisée jusqu'à la nuit. Je signalerai, par rapport aux poissonneries, un vice de construction dont les inconvénients sont évidents : on dépose le poisson sur des tables en bois qui, malgré la propreté des poissonnières, s'imprègnent d'une odeur désagréable et s'échauffent; pourquoi ne pas recouvrir ces tables d'une lame de zinc ou les faire en marbre? L'abattoir de Marseille infectait le quartier de l'Évêché, on a construit un établissement modèle du côté d'Arenc; les bergeries, les abattoirs, les lavanderies, tout y est admirablement disposé; les soins de propreté y sont poussés à l'extréme, un seul vice mérite d'être signalé : le ruisseau qui conduit à la mer les eaux du lavage, chargées de sang, est découvert sur une partie de son trajet; il en résulte des émanations désagréables qui rendent presque inhabitables les localités avoisinantes ; de plus, le sang et les matières grasses, à cause de leur densité moindre, surnagent sur l'eau de mer et souillent la plage. On pourrait obvier à cet inconvénient en faisant un canal sous-marin qui déverserait les eaux sanguinolentes à 15 ou 20 mètres du rivage; le courant les entraînerait alors en pleine mer.

133. Après avoir étudié les conditions d'existence des Marseillais, j'aurais voulu déterminer la durée de leur vie moyenne, et je comptais sur les données du nouveau recensement pour fonder mon calcul approximatif; mais ces données manquent encore. J'ai vu

seulement que la population fixe de la ville s'élève à 260,000 âmes, et que sur ce nombre on ne compte que 9 individus âgés de 91 ans, 7 de 92, 5 de 93, 2 de 94, 3 de 95, 1 de 100, 1 de 101 et 1 de 102. La longévité est donc rare à Marseille, puis que les centenaires y sont dans la proportion de 1 sur 80,000.

Raymond donne un tableau des naissances de 1750 à 1756 : on en comptait en moyenne 3,352.

J'ai fait le même tableau de 1856 à 1860 : je trouve 10,056 naissances par an.

A un siècle de distance, le nombre des naissances a donc triplé à Marseille.

Dans le tableau de Raymond, la proportion des enfants naturels aux enfants légitimes était de 1 à 8. Dans mon tableau, le rapport est de 1 à 6 : les mœurs sont par conséquent moins pures. Rapprochons cette proportion de celle de la France, qui est de 1/13, et de celle de Paris, 1/5 ; nous verrons : 1° que les grandes villes souffrent des facilités qu'y trouve la dépravation ; 2° que Marseille ne laisse pas beaucoup Paris en arrière sous ce rapport. Cependant, malgré les puissantes causes morbides amenées par la débauche, le chiffre relatif de la mortalité aux naissances a diminué :

De 1750 à 1756, il était de 49/63.
De 1856 à 1860, il est de 45/63.

ce qui donne 7 naissances par 5 décès, d'où accroissement notable de la population.

Enfin, depuis 1856, le nombre des naissances mas-
culines a toujours été beaucoup plus fort que celui
des naissances féminines ; en jetant un coup d'œil sur
le tableau suivant, on observe que le même rapport
s'est conservé pour les décès.

*Mouvement de la population de Marseille, depuis 1856
jusqu'en 1860.*

	ANNÉES.	1856	1857	1858	1859	1860
NAISSANCES.	Garçons légitimes...	3,742	4,291	4,406	4,827	4,546
	— naturels....	678	771	738	837	667
	Filles légitimes.....	3,722	4,214	4,142	4,735	4,412
	— naturelles.....	671	751	690	808	632
DÉCÈS.	Hommes..........	3,674	3,943	3,745	4,125	3,942
	Femmes..........	3,094	3,575	3,290	3,364	3,097

Les auteurs de la Statistique des Bouches-du-Rhône
ont recherché le nombre proportionnel de malades
dans les diverses localités du département ; tandis que
le chiffre moyen est de 1 sur 65, le chiffre de Marseille
est de 1 sur 50. Le pourquoi de cette différence est
tout dans les conditionns fatales du milieu artificiel des
grandes villes, dans la situation topographique et l'influence des saisons. Sur 2,000 individus malades,
1,000 s'alitent au printemps, 600 en été, 100 en au-

tomne et 300 en hiver; ces chiffres arides confirment
ce qu'enseigne l'observation clinique touchant les
constitutions médicales endémiques, dont je me hâte
d'esquisser la marche à grands traits.

134. Lorsque je me suis occupé de la météorologie,
j'ai fait ressortir les variations de température qui surviennent inopinément à certains mois de l'année. La
lutte des vents de terre et de mer en est la cause,
l'influence morbifique d'un élément aussi puissant est
évidente. Les voies respiratoires surtout la ressentent,
et les maladies de poitrine dominent, favorisées par
l'usage des boissons chaudes, l'état moral, etc. Un
relevé des malades sortis des hôpitaux depuis 1855
jusqu'en 1860, m'a démontré qu'année moyenne les
maladies de poitrine sont dans le rapport :

De 4 pour 1 maladie des organes locomoteurs.
De 4 pour 2 maladies des organes abdominaux.
De 4 pour 2 1/2 affections fébriles ou maladies céré-
brales.

les tuberculisations pulmonaires étant dans les relations :

De 19 pour 25 maladies des voies respiratoires.
De 5 pour 20 maladies autres.

Je rapproche volontiers ces données statistiques de
celles de Raymond : « De 9 adultes, dit-il, 2 périssent de phthisie, et, en général, de 23 adultes, 10

périssent de maladies de poitrine » (pag. 128). On voit avec plaisir, par la comparaison de ces deux relevés, que la proportion des phthisiques a diminué (3 pour 20 au lieu de 4 pour 18), et sans doute l'habitude de porter des surtouts fera baisser le chiffre des maladies pulmonaires, en soustrayant leur cause déterminante la plus efficace. C'est, en effet, aux mois de décembre, janvier, février et mars que les maladies de poitrine sont plus communes ; elles sont rares en avril, mai, juin, juillet et août ; les pluies et le vent froid durant le mois de septembre font augmenter les cas ; en octobre et novembre, l'économie s'est habituée aux premières impressions de froideur. Le génie morbide revêtu par ces maladies varie avec les années; cependant on peut dire, d'une manière générale, que la constitution froide est rare à Marseille, partant les affections essentiellement inflammatoires y sont peu communes. Plus souvent, l'élément catarrhal joue un grand rôle dans ces maladies pulmonaires, et, l'année dernière entre autres, j'ai recueilli des observations nombreuses de fluxions et d'épanchements thoraciques développés sourdement, contre lesquels les émétiques et les vésicatoires agirent fort bien, tandis que les saignées et les antiphlogistiques aggravèrent le mal. Les grippes se déclarent ordinairement vers septembre, plus rarement en avril ; elles sont tenaces, incommodes, mais peu souvent funestes.

Parmi les maladies du système locomoteur, les rhumatismes musculaires et articulaires sont fréquents en septembre et en avril. Les bons effets des opiacés et des sudorifiques indiquent suffisamment que le caractère de ces affections est rarement inflammatoire. L'activité, la tempérance et la sobriété des Marseillais expliquent pourquoi la goutte est peu commune chez eux.

Les cas d'apoplexie, durant les fortes chaleurs, effrayent beaucoup la population ; depuis quelques années ils deviennent plus fréquents, et la méningite cérébro-spinale a fait, en 1860, trois victimes à l'hôpital de la Conception.

Le plaisir que les habitants éprouvent à manger des fruits légèrement acides en été, à boire des limonades ; l'habitude mauvaise de dormir avec les fenêtres ouvertes, sont causes de diarrhées muqueuses, de dysenteries et de cholérines. La chaleur excessive favorise les embarras gastriques et les fièvres typhoïdes à caractères bilieux, en mai, juin et juillet. La nourriture insuffisante, les logements insalubres, etc., sont causes que depuis novembre jusqu'en février des fièvres typhoïdes, plus souvent putrides, quelquefois inflammatoires, abondent dans les salles des hôpitaux. Les exanthèmes fébriles ou non sembleraient se développer épidémiquement lorsqu'on bouleverse des terrains pour faire des canalisations, tracer des rues, abaisser le niveau de certains quartiers, etc. Mais toutes ces *causes appréciables* de constitutions médicales n'acquièrent une valeur réelle que par la *prédisposition* de l'économie à répondre à la provocation morbide ; et comme cette *prédisposition* varie avec les individus, les âges, les sexes, il en résulte qu'au même moment, sous la même constitution, des affections qu'on dirait différentes et qui ont un fond unique se présentent à l'observateur. La maladie, dans l'espèce, a pris un masque particulier, à cause des dispositions indivi-duelles, et le vrai médecin sait découvrir l'indication qui ressort de la constitution médicale, et celle plus spéciale qui dépend de l'idiosyncrasie.

135. Les constitutions épidémiques ont des causes provocatrices puissantes ; l'enseignement historique peut jeter un certain jour sur cette étude. Je dis tout d'abord que, dans une constitution épidémique, il y a à rechercher :

1° La cause originelle ;

2° Le génie.

1° La *cause originelle* est : *a* tantôt une décadence : ainsi Marseille, devenue ville barbare sous la domi-nation de Childebert et de Charles le Chauve, moins commerçante qu'Arles son ancienne rivale, moins opu-lente qu'autrefois, souffre des famines, des épizooties, des fièvres pestilentielles. (Ruffi ; *Hist. de Marseille*, ann. 585, 763, 791, 874.)

b. Tantôt des rapports nouveaux avec des peuples chez lesquels certaines maladies sont endémiques ou

10

épidémiques : ainsi, les relations commerciales fréquentes avec l'Orient furent l'occasion de pestes nombreuses ; de 1348 à 1600, l'histoire en signale vingt-trois, dont plusieurs se répandirent dans toute l'Europe.

Celle de 1416 entre autres fut terrible, elle enleva les deux tiers de la population. Marseille ne dut-elle pas encore à ses relations commerciales avec l'Amérique l'introduction de la fièvre jaune dans son lazaret (sept fois en dix-neuf ans)?

c. Tantôt le mouvement des armées : l'envahissement des Arabes au ve siècle nous a procuré la variole. Des guerres d'Italie date l'introduction de la syphilis.

A une époque plus rapprochée, le typhus fit de grands ravages dans les vieux quartiers (1812); le mal avait pris naissance parmi les prisonniers de guerre nombreux détenus dans le fort Saint-Jean.

d. Tantôt des individus migrant en masse ou des voyageurs isolés : la lèpre fut importée en Provence au ve siècle par des Juifs.

La variole, importée à Marseille en 1828 par un voyageur venu de Sisteron, fit 1488 victimes de mars en décembre.

L'épidémie de choléra de 1834 se déclara deux jours après la mort (7 décembre) d'un voyageur venu d'Oran, où la maladie existait ; en 1835, il fut communiqué par les émigrés de Toulon, qui vinrent en grand nombre chercher un refuge à Marseille (Pirondi ;

Sulla contagionista del cholera-morbus asiat., p. 200,
1856). En 1849, une dame de Nîmes mourut du
choléra, le 4 août, à l'hôtel des Bains du Prado ; deux
jours après, nouvelle victime au même hôtel ; la maladie est transmise par un garçon de chambre aux vieux
quartiers, et l'épidémie se déclare (Méli ; *Chol. asiat.
de Marseille*, 1849). En 1854, le choléra régnait à
Arles ; un dragon vient de cette ville le 14 juin, s'alite
le 18, à l'hôpital militaire, et la ville ne tarde pas à
être infectée (S. Pirondi ; *Relat. chol.*, 1854.) Il est
encore permis de considérer comme causes originelles
les constitutions froides, sèches, humides, chaudes
ou mixtes de l'année : les épidémies de grippe sont
rangées dans cette catégorie, et, chose remarquable,
notée par Franck, elles marchent toujours du Nord au
Midi. Enfin, avouons que dans certains cas cette
cause originelle échappe aux plus minutieuses observations.

Les données que la médecine possède, au point
de vue des causes originelles épidémiques, ont été
habilement exploitées dans l'intérêt de la salubrité
publique.

Dès 567, le concile d'Orléans défendait toute communication entre les lépreux et les personnes saines.
Au XVᵉ siècle, le bon roi Réné, toujours plein de sollicitude pour ses sujets, fit bâtir une léproserie au
quartier Saint-Lazare. On sait ce qu'a pu l'isolement
contre une maladie aussi franchement héréditaire que

la lèpre ; maintenant c'est à peine si , parmi les pêcheurs, on rencontre à Marseille trois familles de
lépreux ; elles proviennent de Vitrolles, où la maladie
s'est transmise depuis lors jusqu'à nos jours entre
individus ordinairement consanguins. Chez les trois
familles lépreuses de Marseille, d'après les renseigne-
ments qu'un praticien très-estimé m'a donnés, le mal
reste latent jusqu'à 20 ou 22 ans ; à cet âge, des taches, puis des plaques arrondies, isolées, peu nombreuses apparaissent sur les membres supérieurs ;
enfin, bientôt après on constate tous les caractères de
l'éléphantiasis des Grecs, si bien décrits par Valentin
(*Acad. Marseille*, 1807-1808) sous le nom de *lèpre
de Vitrolles.*

Le roi Réné prit, en 1476, les premières dispositions sanitaires contre la peste : il créa un hôpital
spécial pour les pestiférés et il eut l'idée d'établir un
lazaret, qui ne fut construit qu'en 1527. Les résultats avantageux de l'établissement du lazaret, au
point de vue de la santé publique, ne sauraient être
niés : il suffit de jeter un coup d'œil sur le tableau
suivant, pour voir qu'en moins d'un siècle le lazaret
a arrêté onze pestes qui eussent pu être importées par
56 individus.

*État chronologique et statistique des diverses pestes importées
au Lazaret (1720), par* ROBERT.

Années.	Malades.	Morts.	Guéris.
1760	6	5	1
1768	9	5	4
1784	17	16	1
1785	1	1	»
1786	1	1	»
1786	4	3	1
1796	5	2	1
1819	6	4	2
1825	5	4	1
1837	3	3	»
1845	1	»	1

Si je passe à l'étude de l'importation de la fièvre jaune,
je vois que « en 1802, le capitaine Hallowel, com-
mandant la *Colombia*, était resté longtemps au mouil-
lage à la Havane ; il n'y avait point eu de malades à
bord pendant la traversée, la fièvre jaune se déclara
après quinze jours de quarantaine, lorsqu'on eut dé-
barqué la moitié de la cargaison, composée de balles
de sucre. Les miasmes étaient probablement au fond
du navire, introduits par l'air exporté de la Havane. »
(Robert ; *Cong. scient.*, 14ᵉ sess.) Dans un autre cas :
« le brick danois le *Guillaume*, capitaine Jean Guim-
ber, parti de Lynn, en Angleterre, et ayant relâché à
Malaga, arrive à Marseille le 8 octobre 1804 ; il déclara que le 25 août, jour de son départ de Malaga,

un matelot tomba malade et mourut. Trois jours après, le pilote, le capitaine en second et *deux gardes de santé* moururent au lazaret avec tous les symptômes de la fièvre jaune. Un mousse frappé de la même maladie fut guéri. Trois autres vaisssaux danois, qui avaient pareillement relâché à Malaga, eurent aussi la maladie à bord ; ils perdirent deux hommes et le troisième fut guéri au lazaret. » (*Statist. des Bouches-du-Rhône*, tom. III, pag. 356.) Ainsi, dans ce cas, la fièvre jaune a été communiquée par l'équipage à deux gardes de santé qui en sont morts. On conçoit que le fléau se fût propagé sans doute en ville, si on avait permis l'entrée au navire contaminé. Le lazaret a d'ailleurs arrêté, depuis 1802 jusqu'à 1821, sept vaisseaux portant à bord la fièvre jaune, ainsi que le prouve le tableau suivant de Robert.

État statistique et chronologique des fièvres jaunes importées au Lazaret.

Années.	Malades.	Morts.	Guéris.
1802	4	2	2
1804	6	5	1
1804	1	1	»
1804	1	1	»
1804	2	2	»
1804	6	4	2
1821	28	17	11

Les intendances sanitaires actuelles, régies par des lois décrétées par les Chambres , ont pour mission d'empêcher l'importation de maladies épidémiques ou contagieuses. Leurs règlements, moins sévères que ceux des anciens lazarets, répondent mieux aux intérêts du commerce, tout en sauvegardant la santé publique dans de certaines limites. Mais, à notre époque, on voit que la cause originelle la plus commune des épidémies est le voyageur contaminé, contre lequel ni les lazarets ni les intendances sanitaires n'ont d'action réelle, à cause du nombre considérable des moyens de transport et de la facilité des relations entre les villes voisines. Ce sont donc les particuliers qui doivent se garder de l'infection. On peut résumer par ces mots les précautions à prendre : suivre les règles de l'hygiène et ne pas s'exposer aux émanations des déjections cholériques, surtout lorsqu'elles ont quelques jours de date. Dans les maisons où l'aération est insuffisante, les cas se multiplient. «A la rue du Relais, M. Sollier fils et M. Sicard ont vu, dans une maison dont les fenêtres s'ouvraient au Midi et ne prenaient de l'air du côté du Nord que par des jours de souffrance, neuf personnes atteintes de choléra. A la rue de l'Échelle, six personnes venant d'Afrique ont été prises de la maladie régnante. A la rue Tilsit, n° 28, maison mal tenue, près l'hôpital militaire, M. Goy a vu, dès le début de l'épidémie, sept cholériques qui ont tous succombé. » (Méli, *loc. cit.*, pag. 27.) La nature infectieuse du mal ne saurait donc être niée, et, si l'épidémie de 1854 a été bénigne, en comparaison des précédentes, c'est aux soins excessifs de propreté et à l'émigration qu'on doit le rapporter.

Mais, dans une constitution épidémique, la cause originelle étant trouvée, reste encore à rechercher le génie morbide qui permet l'action de la cause provocatrice.

2° *Génie.* — Le génie morbide épidémique est la caractéristique de la constitution; c'est le *quid divinum* d'Hippocrate et quelque chose de plus ; c'est le *quid divinum* et la *constitution propre à la cité.* Dans les grandes villes, les milieux de la vie sont artificiels; l'agitation fébrile de la population, la parité de goûts, de passions, de modèles, d'exemples, font que les habitants ont entre eux une ressemblance, une sympathie qui les fait répondre d'une manière analogue aux impressions morbides et qui, jusqu'à un certain point, imprime un cachet local à l'épidémie ; voilà ce que j'entends par *constitution propre à la cité*, ce qui varie avec les époques historiques, et ce d'où découlent des indications thérapeutiques variables avec les temps. Marseille, colonie phocéenne, puissante par son commerce, redoutée à cause de ses forces navales et de son alliance avec Rome ; citée pour l'équité de son gouvernement, école qui éclaire l'Occident et qui polit les Gaules, est remarquable par la pureté de ses mœurs, la salubrité de son séjour, la force athlétique de ses citoyens. *(Cicero litt.)* Marseille, abâtardie par la domination ro-

maine, foulée aux pieds par les barbares, déchue de son
ancienne grandeur, devenue simple ville de Provence,
est habitée par un peuple de commerçants que les
pertes et les famines déciment. Marseille, sous le règne
de Louis XIII et dans les premières années du règne
de Louis XIV, étend son commerce avec l'Orient. Son
port est très-fréquenté, ses habitants murmurent contre
la position secondaire faite à un aussi grand centre de
commerce ; le roi se présente, et par sa volonté dissout
la cité politique ; dès-lors, c'est à peine si le gouvernement municipal, qui tient du démocratique, conserve
une ombre de liberté, et sous la Régence, Raymond
nous trace le tableau suivant de l'état de Marseille :
« Le luxe sans bornes communiqué par la capitale vient
d'achever la révolution dans l'esprit et les mœurs en ré-
pandant, avec le goût des jouissances privées, l'indiffé-
rence pour le bien public. Ces sentiments étroits et
froids étouffent la bienfaisance ; il en résulte l'accroissement de la misère du peuple, la dépravation de
l'espèce pour le physique et le moral, et les maladies ,
surtout les maladies lentes.»

Sous la Révolution et sous l'Empire, les esprits s'agi
tent, les partis sont aux prises, les alliés entravent le
commerce, l'état malheureux de la population permet
au germe morbide importé au fort Saint-Jean de se
développer, le typhus ravage la ville en 1812. Depuis,
toutes les constitutions épidémiques ont été remarquables par la prédominance des symptômes à carac-

tères nerveux; la grippe, les choléras ont laissé après
eux des névralgies tenaces; l'éréthisme nerveux, l'anémie, la chlorose et l'intermittence entrent comme
élément dans la plupart des maladies; ce n'est que
par l'égalité d'âme, l'énergique possession de soi-
même, le maintien des passions dans de justes limites,
que l'on peut se soustraire à des influences aussi perni
cieuses et aussi générales. Faire le bien, éviter le mal,
assure une immunité presque absolue; maintenant
plus que jamais *la sagesse c'est la santé*, et « *Omnia
quæ ad medicinam pertinent insunt in sapientia.*

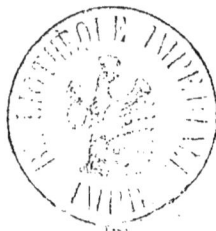

FIN.

www.ingramcontent.com/pod-product-compliance
Lightning Source LLC
Chambersburg PA
CBHW031121210326

41519CB00047B/4200